2024 年版

病 院 & ク リ ニ ッ ク

窓口事務

必携 **ハンドブック**

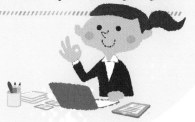

医学通信社

目　次

Ⅰ　公的医療保険制度

Ⅱ　公費負担医療制度

⬤ Ⅲ その他の制度

資料

法別番号順目次

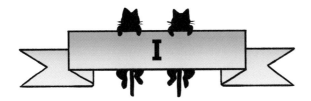

公的医療保険制度

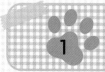

協会けんぽ
（全国健康保険協会管掌健康保険）
法別番号 01 02 03 04

医療保険には，事業所に使用される被保険者を対象とする職域保険（被用者保険）と，一般の市区町村民を対象とする地域保険（国民健康保険）があります。

職域保険のうち，①**全国健康保険協会管掌健康保険**，②**船員保険**，③**日雇特例被保険者の保険**は，全国健康保険協会（協会けんぽ）が管掌しています。

①全国健康保険協会管掌健康保険 01
(対象患者) 健康保険組合が設立されていない事業所であって，常時1人以上の従業員のいる法人の事業所または常時5人以上の従業員のいる個人経営の事業所（強制適用とならないものを除く）の者。

図表1-1 船員保険被保険者証

（表面）

◀

（被保険者）

船員保険
被保険者証　記号　　　　番号　（枝番）　令和 年 月 日交付

氏名　　　　　　　性別
生年月日　　　　年 月 日
資格取得年月日　　年 月 日

保険者番号
保険者名称
保険者所在地

印

> 船員保険の法別番号は 02

（裏面）

注意事項　保険医療機関等において診療を受けようとするときには，必ずこの証をその窓口で渡してください。

住所

備考

※ 以下の欄に記入することにより，臓器提供に関する意思を表示することができます。記入する場合には，1から3までのいずれかの番号を○で囲んでください。
1. 私は，脳死後及び心臓が停止した死後のいずれでも，移植の為に臓器を提供します。
2. 私は，心臓が停止した死後に限り，移植の為に臓器を提供します。
3. 私は，臓器を提供しません。
〈1又は2を選んだ方で，提供したくない臓器があれば，×をつけてください。〉
【心臓・肺・肝臓・腎臓・膵臓・小腸・眼球】
〔特記欄：
署名年月日：　　年 月 日
本人署名（自筆）：　　　家族署名（自筆）：

※備考は省略

(医療機関) すべての保険医療機関
(窓口確認) 「被保険者証」

(保険者番号)

法別番号	都道府県番号	保険者別番号	検証番号
0 1			

(窓口負担) 原則3割。70歳以上75歳未満：2割（現役並み所得者は3割）。義務教育就学前：2割

②船員保険 02
船員保険は，2010年1月より，業務上の疾病・負傷については労災保険制度に統合されました。船員保険では，健康保険部分と独自給付部分を担っています。

船員保険法の独自給付として，「**下船後3月の療養補償**」があります。これは，雇入契約存続中に職務外の事由による傷病を負った場合，下船後3月以内においては，職務上の事由による傷病とされるものです。この場合，医療機関に受診の際に「**船員保険被保険者証**」とともに「**療養補償証明書**」を提出することで，自己負担なしで療養を受けることができます。被保険者に被扶養者がある場合は，別に被扶養者証が交付されます。

70〜75歳未満の高齢者については，一部負担金を記載した「高齢受給者証」が交付されます（有効期限付）。

(対象患者) 船舶所有者に雇用されている船員（船長・機関長・機関士・航海士・船舶通信使・甲板員・商船大学の学生など）

医療機関　すべての保険医療機関

窓口確認　「船員保険被保険者証」（図表 1-1）

（保険者番号）

法別番号	都道府県番号	保険者別番号	検証番号
0　2			

窓口負担　原則 3 割。70 歳以上 75 歳未満：2 割（現役並み所得者は 3 割）。義務教育就学前：2 割

③日雇特例被保険者の保険 03 04

　日雇労働者が日雇特例被保険者となった場合，5 日以内に「**日雇特例被保険者手帳**」が交付されます。ここに保険料納付の印紙を貼り付け，「**受給資格者票**」の申請を行いますが，「日雇特例被保険者手帳」そのものの提示では給付を行うことができないので，注意が必要です。

　日雇特例被保険者および被扶養者が療養の給付，保険外併用療養費，家族療養費の支給を受けるためには，「前 2 カ月間に通算して 26 日分以上または前 6 カ月間に通算して 78 日以上の保険料が納付されている」という要件を満たす必要があります。

　新たに被保険者手帳の交付を受けた場合などでこの要件を満たすことができない場合は，給付を受けることができません。このような場合，特別療養費制度が設けられており，「**特別療養費受給票**」の交付を受けることで，一定の期間に限って給付が受けられるようになります。特別療養費の額は，健康保険法による「70

歳未満の負担割合」と同様です。

対象患者　日雇労働者

医療機関　すべての保険医療機関

窓口確認　「受給資格者票」（図表 1-2）または「特別療養費受給票」

（保険者番号（一般療養の場合））

法別番号	都道府県番号	保険者別番号	検証番号
0　3			

（公費負担者番号（特別療養費の場合））

法別番号	都道府県番号	実施機関番号	検証番号
0　4			

窓口負担　原則 3 割。70 歳以上 75 歳未満：2 割（現役並み所得者は 3 割）。義務教育就学前：2 割

図表 1-2　受給資格者票

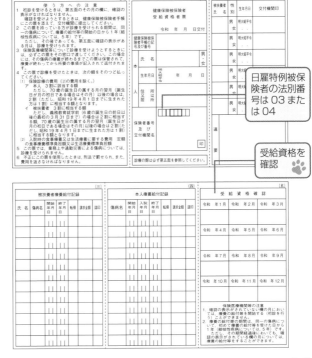

日雇特例被保険者の法別番号は 03 または 04

受給資格を確認

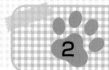

組合管掌健康保険
（被用者保険）
法別番号 **06**

　被用者保険（職域保険）のうち，健康保険の被保険者となるべき従業員を 700 人以上使用する事業主は，厚生労働大臣の認可を得て健康保険組合を設立し，単独で保険事業を運営することができます。また，常時使用する従業員が 700 人未満の事業主であっても，他の事業主と連合すれば被保険者数が 3000 人以上となる場合は，共同して健康保険組合を設立することができます。2018 年 3 月時点で 1384 の健康保険組合が設立され，約 2944 万人が加入しています。

　基本的には全国健康保険協会管掌健康保険と同じ取扱いですが，健康保険組合によっては，法定給付に加えて，独自の付加給付を実施している場合があります。

被保険者　健康保険組合の組合員〔事業主および被用者，任意継続被保険者[※1]，特例退職被保険者（p.15）〕

[※1]　退職等により被保険者の資格を喪失した者かつ資格を喪失した日の前日まで継続して 2 月以上被保険者であった者が，喪失日から 20 日以内に申し出た場合に資格を取得できる。

被扶養者　被保険者の 3 親等以内の被扶養者（原則，国内居住者）の病気・けが・死亡・出産についても保険給付が行われます（後期高齢者医療の被保険者を除く）。

　被扶養者の基準は，次のとおりです。

被保険者と同一世帯の場合：被扶養者となる人の年間収入が 130 万円未満[※2]で，被保険者の収入の 2 分の 1 未満

被扶養者と別世帯の場合：被扶養者となる人の家族の年間収入が 130 万円未満[※2]で，被保険者からの援助による収入額よりも少ない場合

[※2]　60 歳以上または障害厚生年金を受けられる程度の障害者の場合は 180 万円未満。

医療機関　保険医療機関または保険者の管掌する医療機関

窓口確認　「健康保険被保険者証」（**図表 1-3**）

公費負担者番号

法別番号	都道府県番号	実施機関番号	検証番号
0　6			

◆高齢受給者

　70 歳以上 75 歳未満（高齢受給者）の被保険者・被扶養者には，その人の負担割合を示

図表 1-3　健康保険被保険者証

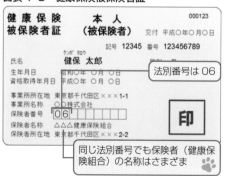

図表 1-4　健康保険高齢受給者証

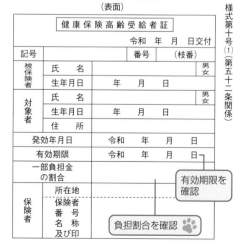

すものとして、「健康保険高齢受給者証」が交付されます（図表1-4）。

（窓口負担） 原則3割。70歳以上^{※3}75歳未満：2割（現役並み所得者は3割）。義務教育就学前^{※4}：2割。被保険者の自己負担分を「一部負担金」と、被扶養者の自己負担分を「自己負担額」と呼びます。

※3 「70歳到達日の属する月の翌月から」を指す。到達日が月の初日の場合は誕生月から、その他の場合は翌月から該当する。
※4 6歳に達する日以後の最初の3月31日までをいう。6歳の誕生日までではない。

（給付内容） 健康保険の被保険者は、労災保険の給付を受けられない病気やけがをしたときに、健康保険で治療を受けることができます。給付は、疾病または負傷に対する「療養の給付」すなわち医療サービスそのものを給付する「現物給付」を原則としています。現物給付には、①療養の給付、②入院時食事療養費、③入院時生活療養費、④保険外併用療養費、⑤訪問看護療養費——などがあります。

このほか、所得の保障として「現金給付」があり、①療養費、②出産育児一時金、③出産手当金、④傷病手当金、⑤移送費、埋葬料（費）、⑥高額療養費および高額介護合算療養費——などが支給されます。

支給要件、給付の額は、「法定給付」として法律で定められています。これに加え、独自の「付加給付」を実施している健康保険組合もあります。

◆高額療養費

同一月に医療機関に支払った医療費の一部負担金を合算して、自己負担限度額を超えた部分については、高額療養費が支給されます（保険外併用療養費の差額部分や入院時食事療養費、入院時生活療養費の自己負担額は対象外）。自己負担限度額は、被保険者、被扶養者ともに、年齢および所得に応じて算出されます（図表1-5）。

また、同月内に同一世帯で2万1000円以上の自己負担額を2回以上支払った場合（世帯合算）、同一人が同月内に2カ所以上の医療機関で、それぞれ2万1000円以上の自己負担額を支払った場合は、支払額を合算して限度額を超えた額が支給されます（70～74歳の人がいる世帯では算定方法が異なります）。なお、同一世帯で直近12カ月に3回以上の高額療養費を支払っている場合は、4回目からは多数該当となり、限度額が引き下げられます。

保険優先の公費負担医療が行われる場合には、その療養について生じる自己負担分については、まず世帯合算から除外し、単独で高額療養費算定基準額を超える部分が高額療養費として支給されます。また、この部分については多数該当に関係ありません。

高額療養費の支給要件に該当した場合は、「高額療養費支給申請書」を保険者に提出します。保険者は、この請求に基づきレセプトで確認したうえで高額療養費を支給します（原則として償還払い）（図表1-6）。

70歳未満の被保険者が、あらかじめ保険者に申請して認定を受けた場合、医療機関が直接、保険者に高額療養費相当分を請求する「現物給付」として取り扱います。なお、医療機関の窓口に認定証を提出しなかった場合は、現物給付の対象とはならず、自己負担金を支払ったあとに高額療養費の申請を行う必要があります。所得区分が低所得者の場合は「限度額適用・標準負担額減額認定証」が、それ以外の場合は「限度額適用認定証」が交付されますので、窓口での確認が必要です（図表1-7）。

◆長期高額疾病

長期高額疾病の該当者は、市町村に申請して「特定疾病療養受領証」の交付を受け、医療機関の窓口に提示する必要があります。高額療養費の自己負担限度額は1万円（下記①のうち上位所得者は2万円）で、現物給付の取扱いとなっています。厚生労働大臣が定める長期高額疾病は以下のとおりです。

① 人工腎臓を実施している慢性腎不全
② 血漿分画製剤を投与している先天性血液凝固第Ⅷ因子障害または第Ⅸ因子障害（いわゆる血友病）
③ 抗ウイルス剤を投与している後天性免疫不全症候群（HIV感染を含み、厚生労働

図表1-5 高額療養費制度

70歳未満   2024年4月現在

対　象　者		自己負担限度額（月額）	多数該当
【区分ア】 （年収約1,160万円以上）	健保：標準報酬月額83万円以上 国保：年間所得901万円超	252,600円＋（医療費－842,000円）×1%	140,100円
【区分イ】 （年収約770万～1,160万円）	健保：同53万～79万円 国保：同600万～901万円	167,400円＋（医療費－558,000円）×1%	93,000円
【区分ウ】 （年収約370万～770万円）	健保：同28万～50万円 国保：同210万～600万円	80,100円＋（医療費－267,000円）×1%	44,400円
【区分エ】 （年収約370万円以下）	健保：同26万円以下 国保：同210万円以下	57,600円	
【区分オ】 （住民税非課税）		35,400円	24,600円

★ 高額長期疾病患者（慢性腎不全，HIV，血友病の患者）：自己負担限度額（月）は1万円。ただし，人工透析を要する上位所得者（標準報酬月額53万円以上）は2万円
(1) 70歳未満の自己負担限度額は，①医療機関ごと，②医科・歯科別，③入院・外来別——に適用。保険外併用療養費の自己負担分や入院時食事療養費・入院時生活療養費の自己負担分については対象外
(2) 多数該当：直近1年間における4回目以降の自己負担限度額（月額）
(3) 世帯合算：同一月に同一世帯で2人以上がそれぞれ21,000円以上の自己負担額を支払った場合，その合算額に対して高額療養費が適用される

70歳以上   2024年4月現在

対　象　者	自己負担限度額（月額）		多数該当
	世帯単位（入院・外来）	個人単位（外来）	
【現役並所得III】（年収約1,160万円以上） 標準報酬月額83万円以上／課税所得690万円以上	252,600円＋（医療費－842,000円）×1%		140,100円
【現役並所得II】（年収約770万～1,160万円） 標準報酬月額53万～79万円／課税所得380万円以上	167,400円＋（医療費－558,000円）×1%		93,000円
【現役並所得I】（年収約370万～770万円） 標準報酬月額28万～50万円／課税所得145万円以上	80,100円＋（医療費－267,000円）×1%		44,400円
【一般】（年収約156万～370万円） 標準報酬月額26万円以下／課税所得145万円未満	57,600円	18,000円／年間上限 144,000円	44,400円
【低所得者II】（住民税非課税）	24,600円	8,000円	
【低所得者I】（住民税非課税／所得が一定以下）	15,000円	8,000円	

★ 高額長期疾病患者（慢性腎不全，HIV，血友病の患者）：自己負担限度額（月）は1万円
(1) 「低所得者II」は世帯員全員が①市町村民税非課税者，あるいは②受診月に生活保護法の要保護者であって，自己負担限度額・食事標準負担額の減額により保護が必要でなくなる者
(2) 「低所得者I」は世帯員全員が「低所得者II」に該当し，さらにその世帯所得が一定基準以下
(3) 70歳以上の自己負担限度額は，世帯単位（入院・外来含む）・個人単位（外来のみ）別——に適用。保険外併用療養費の自己負担分や入院時食事療養費・入院時生活療養費の自己負担分については対象外
(4) 多数該当：直近1年間における4回目以降の自己負担限度額（月額）
(5) 世帯合算：同一月に同一世帯内でかかった自己負担額の合算額に対して高額療養費が適用される

大臣の定める者に係るものに限る）

◆高額介護合算療養費

医療保険と介護保険の自己負担の合計額（高額療養費・高額介護サービス費等の支給額を除く）が著しく高額である場合，負担軽減を図る観点から，**高額介護合算療養費**が支給されます。医療保険と介護保険の自己負担額を合計し，基準額を超えた場合に，超えた額を支給します（500円以下の場合，いずれかが0円である場合は支給されません）。

他の給付との調整

労災保険法等：労働者災害補償保険法，国家公務員災害補償法，地方公務員災害補償法などによる給付を受けることができる場合は，健康保険法による同様の給付（療養の給付，保険外併用療養費の支給，傷病手当金の支給，埋葬料の支給等）は行いません。通勤災害の場合も同様です。

介護保険法：同一の傷病または負傷について，介護保険法の規定により，これらに相当する給付を受けることができる場合には，支給を行いません。

公費負担：同一の傷病または負傷について，他の法令の規定により国または地方公共団体の負担で療養または療養費の支給を受けたときは，その限度において，支給を行いません。

給付制限　次のいずれかに該当する場合は，保険給付の全部または一部が制限されます。
① 犯罪行為が原因の事故または故意の事故
② 闘争，泥酔，著しい不行跡による事故
③ 療養に関する指示に従わないとき
④ 詐欺その他の不正行為
⑤ 少年院，刑事施設等に収容されたとき（被扶養者に関する保険給付は行われる）

⑥ 公費負担などのある場合
⑦ 保険者の行う調査などを拒否した場合

第三者行為による傷病等　第三者（加害者）の行為によって生じた傷病に対して保険者が保険給付を行った場合，第三者に対する損害賠償請求権は保険者がもつことになります（損害賠償請求権の代位取得）。このような場合，被保険者は保険者に「第三者行為による傷病届」を提出する必要があります。

公的医療保険制度

図表 1-6　高額療養費支給制度の流れ

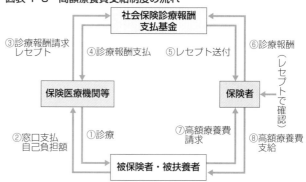

図表 1-7　限度額適用・標準負担額減額認定証と限度額適用認定証

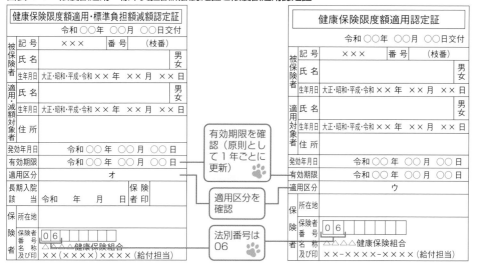

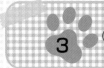

後期高齢者医療制度
（高齢者の医療の確保に関する法律による療養の給付）

法別番号 39

2008 年に老人保健法を全面改正して施行された法律です。本稿では，同法のうち 75 歳以上を対象とする**後期高齢者医療制度**について解説します。

各都道府県単位で設けられる後期高齢者医療広域連合が運営主体となります。

対象者は，それまでの医療保険からは脱退し（被保険者証は回収され），新たに「**後期高齢者医療被保険者証**」（図表 1-8）が交付されます。有効期間は，原則として毎年 8 月から 7 月までの 1 年間です。

対象患者　・区域内に住所を有する 75 歳以上の者

・65 歳以上 75 歳未満で，政令で定める程度の障害をもち，後期高齢者医療広域連合の認定を受けた者（生活保護受給者は適用除外）

なお，下記の場合は受給資格を喪失します。
① 他の都道府県へ転出するとき
② 死亡したとき
③ 65 歳以上 75 歳未満の者が，一定の障害の状態に該当しなくなったときまたは本人が障害の認定に係る申請を取り下げたとき
④ 適用除外要件に該当したとき（生活保護の開始等）

窓口確認　「後期高齢者医療被保険者証」，

図表 1-8　後期高齢者医療被保険者証

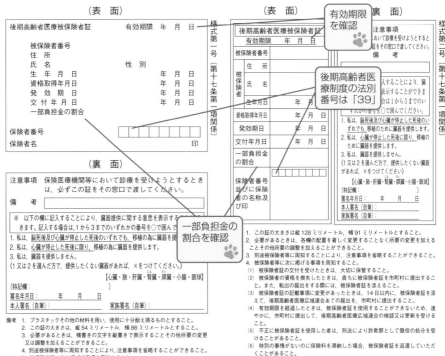

「限度額適用・標準負担額減額認定証」，「後期高齢者医療特定疾病療養受療証」

（保険者番号）

法別番号	都道府県番号	保険者別番号	検証番号
3 9			

（窓口負担） 原則1割〔一定以上所得者は2割（2022年10月～），現役並み所得者は3割〕

（高額療養費） 同一月に医療機関に支払った医療費の一部負担金を合算して，自己負担限度額を超えた部分については，**高額療養費**が支給されます（組合管掌健康保険を参照）。

高額療養費の対象となる一部負担金とは，1割～3割の定率負担分，保険外併用療養費や医療費の一部負担金相当額，訪問看護療養費の基本利用料です（入院時の標準負担額，保険外併用療養費にかかる特別料金などは対象外）。

低所得者Ⅱ・Ⅰの対象者には「**後期高齢者限度額適用・標準負担額減額認定証**」（図表1-9）が交付されているので，窓口での確認が必要となります。居住地が変更になった（引っ越しをした）場合は，以前居住していた市町村の認定証は無効になるので，改めて転入先の市町村の後期高齢者医療制度担当部署へ

の申請が必要です。同じ市町村内での移動でも申請が必要です。世帯状況等に変更がある場合，資格要件から外れることがあるので，医療機関では，認定証の確認を行う必要があります。

認定証の有効期間は，原則として毎年8月から7月までの1年間です。

また，長期高額疾病の認定者には，「**後期高齢者医療特定疾病療養受療証**」（図表1-10）が交付されます。高額療養費の自己負担限度額は1万円で，現物給付の取扱いとなっています。厚生労働大臣が定める長期高額疾病は以下のとおりです。

① 人工腎臓を実施している慢性腎不全

② 血漿分画製剤を投与している先天性血液凝固第Ⅷ因子障害または第Ⅸ因子障害（いわゆる血友病）

③ 抗ウイルス剤を投与している後天性免疫不全症候群（HIV感染を含み，厚生労働大臣の定める者に係るものに限る）

月の途中で75歳の誕生日を迎えて後期高齢者医療制度の被保険者となる場合，同一月において，「誕生日以後の後期高齢者医療制度」と「誕生日前まで加入していた医療保険」それぞれの制度の限度額を2分の1とします。

公的医療保険制度

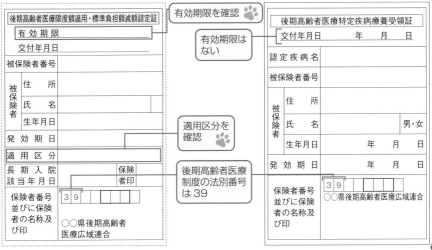

図表1-9 後期高齢者限度額適用・標準負担額減額認定証

図表1-10 後期高齢者医療特定疾病養受療証

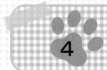

国家公務員共済組合
自衛官等の療養の給付
法別番号 31／07

国家公務員共済組合は，国家公務員のための保険者団体で，原則，省庁ごとに，その所属する職員や所管する特定独立行政法人の職員をもって設立されています。

国家公務員およびその被扶養者の病気，負傷，出産，休業，災害，退職，障害，死亡に関して給付を行い，災害給付があることが特徴として挙げられます。給付は大きく分けると，**短期給付**と**長期給付**があります。

対象患者　国家公務員（各省庁に所属する職員，その所管する特定独立行政法人の職員）および被扶養者

医療機関　組合員は，次に掲げる医療機関・薬局で療養の給付が受けられます。

①組合または国家公務員共済組合連合会が経営する医療機関または薬局

②組合員のための療養を行うことを目的とする医療機関または薬局で，組合員の療養について組合が契約しているもの

③保険医療機関または保険薬局

費用の負担については，②，③の場合，健康保険法の例によって算定した一部負担金を支払うこととなります。①の場合は，別に定められたところにより取り扱われます。

窓口確認　「組合員証」（**図表 1-11**）

保険者番号

法別番号	都道府県番号	保険者別番号	検証番号
3　1			

窓口負担　原則3割。70〜74歳：2割（現役並み所得者3割）。義務教育就学前：2割

組合員証　健康保険法による被保険者証に相当するものとして，組合員証が交付されます。医療機関等で療養の給付を受ける際は，本証を提示し，健康保険の被保険者証と同様の取扱いとなります。

短期給付　短期給付には，**保健給付**，**休業給付**，**災害給付**の3種の法定給付と，組合独自の「附加給付」があります（**図表 1-12**）。

共済組合の組合員は，共済組合法による短期給付制度を代行制度とすることで，健康保険法による給付を行わないという特例措置があります。ただし，短期給付制度は，健康保険法の代行制度であるため，健康保険法の給付の種類および程度以上の給付である必要があり，短期給付制度では，健康保険法にはない休業手当金，弔慰金，家族弔慰金，災害見舞金の給付や，雇用保険法で行われている育児休業給付に相当する育児休業手当金および介護休業手当金の給付が行われています。

◆保健給付

公務によらない疾病，負傷について行われる給付のうち，療養の給付，入院時食事療養費，入院時生活療養費，償還払いによる療養費，保険外併用療養費，訪問看護療養費，家族療養費，本人および家族の高額療養費，高額介護合算療養費などは，健康保険法に定めている同種の給付と同様の内容です。

なお，公務による病気やけがについては，国家公務員災害補償法等の規定による補償が受けられるため，共済組合からは給付されま

図表 1-11　組合員証

自衛官の場合，「自衛官診療証」

○×省共済組合　組合員証

記号　＊＊＊＊　番号　＊＊＊＊＊＊＊
氏名　　　　　○○
生年月日　　　昭和＊＊年＊＊月＊＊日　性別＊
資格取得年月日　平成＊＊年＊＊月＊＊日

発行機関所在地　東京都＊＊＊＊＊＊＊＊＊＊＊
保険者番号　　3　1
名　　称　　○×共済組合　○×支部

国家公務員共済組合の法別番号は31
「自衛官診療証」の法別番号は07

せん。

健康保険における出産育児一時金は，出産費，家族出産費という語が用いられていますが，出産費・家族出産費の支給額，埋葬料・埋葬費・家族埋葬費の取扱いは健康保険法と同様となります。

◆休業給付

休業給付には，傷病手当金，出産手当金，休業手当金があります。傷病手当金と出産手当金は，健康保険法と同様の内容となります。

休業手当金は，健康保険法にはない給付で，組合員自身の傷病以外の法定の事由で欠勤した場合に，俸給日額の 100 分の 50 が支給される制度です。さらに，育児休業手当金や介護休業手当金の給付についても，同法で規定されています。

◆災害給付

組合員，またはその被扶養者が水震火災その他の非常災害により死亡したときには，弔慰金・家族弔慰金が，非常災害によって住居または家財に損害を受けたときには，災害見舞金が支給されます。

長期給付　国家公務員の年金制度です。

老齢給付（老齢厚生年金），障害給付〔障害厚生年金，障害手当金（一時金）〕，遺族給付（遺族厚生年金）の三つがあります。

《自衛官等の療養の給付》07

自衛官，防衛省職員，訓練招集中の予備自衛官，防衛大学校の学生を対象とした，防衛省職員給与法による療養給付制度です。

図表 1-12　短期給付の種類

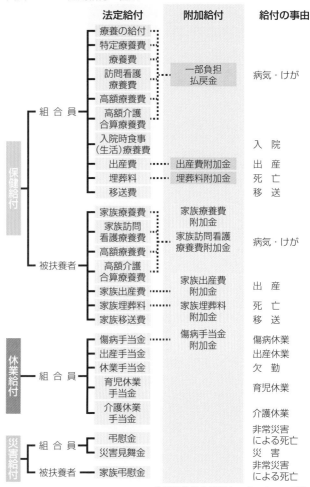

文部科学省共済組合のホームページより

公的医療保険制度

「**自衛官診療証**」（法別番号 07）が交付され，これを医療機関に提出することで保険診療を受けることができます。支給内容は，国家公務員共済組合法による療養の給付，各種療養費の支給に関する規定の例によるとされています（したがって健康保険法の給付内容，一般の医療機関での窓口負担と同様です）。

自衛官の被扶養者等家族に関する医療の給付は，国家公務員共済組合法によって行われ，組合員証が交付されます。

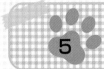

地方公務員等共済組合

法別番号 32

地方公務員等共済組合法を根拠とする地方公務員のための共済組合です。

職種，また市町村等の区分に応じて，**地方職員**（道府県），**公立学校**，**警察**，**都職員**，**指定都市職員**，**市町村職員**，**都市職員**の各共済組合に分かれています。

地方公務員の病気，負傷，出産，休業，災害，退職，障害，もしくは死亡に関しての給付，また，その被扶養者の病気，負傷，出産，死亡，災害に関しての給付を行うための相互救済を目的としています。

給付は，国家公務員共済組合と同種・同内容の**長期給付**と**短期給付**があり，福祉事業も行っています。

本項では，公立学校，警察以外の，地方公務員共済組合について扱います。

対象患者　地方公務員および被扶養者

医療機関　国家公務員共済組合同様，組合員が療養の給付を受けられる医療機関・薬局が定められています（一般の医療機関・薬局を含みます）。詳細は「国家公務員共済組合」の「医療機関」の項（p.10）を参照。

窓口確認　「組合員証」（**図表 1-13**），または「組合員被扶養者証」

保険者番号

法別番号	都道府県番号	保険者別番号	検証番号
3　2			

窓口負担　原則 3 割。70〜74 歳：2 割（現役並み所得者 3 割）。義務教育就学前：2 割

組合員証　健康保険法による被保険者証に相当するものとして，組合員証が交付されます。

医療機関等で療養の給付を受ける際は，本証を提示し，健康保険の被保険者証と同様の取扱いとなります。

短期給付　短期給付には，国家公務員共済組合同様，**保健給付**，**休業給付**，**災害給付**の 3 種からなる法定給付と，各組合独自の「附加給付」があります（p.11 図表 1-12 参照）。

詳細は「国家公務員共済組合」の「短期給付」の項を参照。

長期給付　地方公務員の年金制度のことです。

詳細は「国家公務員共済組合」の「長期給付」の項を参照してください。

地方公務員共済組合連合会　1984 年 1 月，地方公務員の年金制度の健全な運営を維持するため，年金の財政を一元化し，長期給付に係る業務を共同で行い，適正で円滑な運営を図ることを目的として，地方公務員共済組合連合会が設けられています。

これは，すべての地方公務員共済組合（現在，64 組合および全国市町村職員共済組合連合会）で組織されており，約 280 万人の組合員によって構成されています（p.13 図表 1-14 参照）。

図表 1-13　組合員証

被扶養者の場合，「組合員被扶養者証」

○○県市町村職員共済組合　本人　平成○○年○○月○○日交付
組　合　員　　証（組合員）

記号　○○○　　　　　　　　番号　○○○

氏　　　　　名　○○　○○　　　　性別　男

生　年　月　日　昭和○○年○○月○○日
資格取得年月日　昭和○○年○○月○○日

発行機関所在地　○○県○○市○○○○
保　険　者　番　号　32○○○○○○
名　　　　　称　○○県市町村職員共済組合 印

地方公務員等共済組合の法別番号は 32

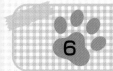

警察共済組合

法別番号 33

　警察共済組合は，地方公務員等共済組合法による組合で，**警察庁職員，地方警務官，都道府県警察職員**等によって構成されています。

　警察官等の病気，負傷，出産，休業，災害，退職，障害，死亡に関しての給付，また，その被扶養者の病気，負傷，出産，死亡，災害に関しての給付を行うための相互救済を目的としています。

　給付は，国家公務員共済組合と同種・同内容の**長期給付**と**短期給付**があります。

　警察共済組合は，地方公務員等共済組合法が施行されるまでは，国家公務員共済組合でしたが，同法が施行された際，警察職員の大半が地方公務員であることから，同法の規定に基づく共済組合になりました。

対象患者　警察共済組合員および被扶養者

医療機関　組合員が療養の給付を受けられる医療機関・薬局が定められています（一般の医療機関・薬局を含みます）。詳細は「国家公務員共済組合」の「医療機関」の項(p.10)を参照。

窓口確認　「組合員証」，「組合員被扶養者証」

保険者番号

法別番号	都道府県番号	保険者別番号	検証番号
3　3			

窓口負担　原則3割。70〜74歳：2割（現役並み所得者3割）。義務教育就学前：2割

組合員証　健康保険法による被保険者証に相当するものとして，組合員証が交付されます。医療機関等で療養の給付を受ける際は，本証を提示し，健康保険の被保険者証と同様の取扱いとなります。

短期給付　短期給付には，**保健給付，休業給付，災害給付**の3種からなる法定給付と，各組合独自の附加給付があります（p.11図表1-12参照）。詳細は「国家公務員共済組合」の「短期給付」の項を参照。

長期給付　警察官等の年金制度です。詳細は「国家公務員共済組合」の「長期給付」の項(p.11)を参照。

図表1-14　地方公務員共済組合連合会組織図

地方公務員共済組合連合		
（1）地方職員共済組合	31.1万人	1組合（47支部）
各道府県の職員及び地方団体関係団体の職員		
（2）公立学校共済組合	94.4万人	1組合（47支部）
都道府県の教育職員および市町村の公立学校職員		
（3）警察共済組合	30.0万人	1組合（49支部）
都道府県の警察職員，警察庁の所属職員および地方警察官		
（4）東京都職員共済組合	12.3万人	1組合
東京都の職員（特別区の職員を含む）		
全国市町村職員共済組合連合会　（5）と（6）と（7）の計116.9万人		
指定都市職員共済組合及び都市職員共済組合に係る長期給付の決定及び支払等，短期給付の財政調整，災害給付積立金の管理等		
（5）指定都市職員共済組合		10組合
指定都市（札幌市，横浜市，川崎市，名古屋市，京都市，大阪市，神戸市，広島市，北九州市，福岡市）の職員		
（6）市町村職員共済組合		47組合
市町村の職員		
（7）都市職員共済組合		3組合
特定の市（北海道都市，仙台市，愛知県都市）の職員		

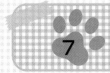

公立学校共済組合
日本私立学校振興・共済事業団
法別番号 34

公立学校共済組合は，地方公務員等共済組合法を根拠とする組合で，公立学校職員，都道府県教育委員会の職員，都道府県教育委員会の所管する教育機関の職員，公立学校共済組合の役職員等によって構成されます。

日本私立学校振興・共済事業団は，私立学校教職員共済法を根拠とし，私立学校教職員（学校法人等に使用され，報酬を受ける人）等によって構成されています。

公立学校共済組合も日本私立学校振興・共済事業団も，法別番号はともに「34」です。

公立・私立学校の教職員等の病気，負傷，出産，休業，災害，退職，障害，もしくは死亡に関しての給付，また，その被扶養者の病気，負傷，出産，死亡，災害に関しての給付を行うための相互救済を目的としています。

給付は，国家公務員共済組合と同種・同内容の**長期給付**と**短期給付**があり，福祉事業も行っています。

対象患者 公立学校共済組合の組合員，日本私立学校振興・共済事業団の加入者，および被扶養者。

医療機関 国家公務員共済組合同様，組合員が療養の給付を受けられる医療機関・薬局が定められています（一般の医療機関・薬局を含みます）。詳細は「国家公務員共済組合」の「医療機関」の項（p.10）を参照。

窓口確認 「組合員証」（**図表1-15**）もしくは「加入者証」（**図表1-16**），または「組合員被扶養者証」

保険者番号

法別番号	都道府県番号	保険者別番号	検証番号
3　4			

窓口負担 原則3割。70～74歳：2割（現役並み所得者3割）。義務教育就学前：2割

組合員証 健康保険法による被保険者証に相当するものとして，組合員証が交付されます。医療機関等で療養の給付を受ける際は，本証を提示し，健康保険の被保険者証と同様の取扱いとなります。

短期給付 短期給付には，国家公務員共済組合同様，**保健給付，休業給付，災害給付**の3種からなる法定給付と，各組合独自の附加給付があります（p.11 図表1-12 参照）。

詳細は「国家公務員共済組合」の「短期給付」の項を参照。

長期給付 公立・私立学校の教職員等の年金制度のことです。詳細は「国家公務員共済組合」の「長期給付」の項を参照。

図表 1-15　組合員証（公立学校共済組合）

公立学校共済組合	本人	平成○年○月○日 交付
組 合 員 証	記号 ○○○○	番号 ○○○○

氏　　　　名　○○　○○

生 年 月 日　昭和○年○月○日　性別　男
資格取得年月日　平成○年○月○日

発行機関所在地　○○市○○○○
　　　　　　　○○県教育庁内
保険者番号・名称　34○○○○○○ 公立学校共済組合○○支部
保険者電話番号　○○○-○○○-○○○○ 〔印〕

公立学校共済組合の法別番号は 34

図表1-16　加入者証（日本私立学校振興・共済事業団）

私立学校教職員共済	【本人】加入者	発行番号
加 入 者 証		○○○○○○○○○ 平成○年○月○日交付
記号	○○○○○○○	番号　○○○○

氏　　　　名　○○　○○
生 年 月 日　昭和○年○月○日　　性 別　男
資格取得年月日　平成○年○月○日

保 険 者 所 在 地　○○県○○市○○○○　TEL.○○-○○○○-○○○○
保険者番号・名称　3 4 □□□□□□ 日本私立学校振興・共済事業団〔印〕

日本私立学校振興・共済事業団の法別番号は34

特定健康保険組合（特例退職被保険者）
特定共済組合
法別番号 63 72 73 74 75

8,9

退職者医療制度とは，勤務先を退職して老齢（退職）年金を受給している人が，65歳になるまでの間，加入することのできる制度です。

厚生労働大臣の認可を受けた特定健康保険組合の被保険者が定年等で退職し，申請を行った場合，**特例退職被保険者**になることができます。

特例退職被保険者への保険給付は一般保険者と同様ですが，傷病手当金は支給されません。

以下の要件を満たすと，申出が受理された日から資格を取得します。
①特定健康保険組合の被保険者であること
②特定健康保険組合に申し出ること
③任意継続被保険者ではないこと
④特定健康保険組合の規約で定める者

以下の場合には，資格を喪失します。
①後期高齢者医療の被保険者となったとき（75歳となったときまたは65歳以上で一定の障害認定を受けたとき）：当日
②改正前の国民健康保険法に規定する退職被保険者であるべきものに該当しなくなったとき：翌日
③保険料を納付期日までに納付しないとき（正当な理由があると認めたときを除く）：翌日

(対象患者)　特例退職被保険者
(医療機関)　すべての保険医療機関
(窓口確認)　「特例退職被保険者証」（図表1-17）

(保険者番号)

法別番号	都道府県番号	保険者別番号	検証番号
6　3			

(窓口負担)　原則3割。70〜74歳：2割（現役並み所得者3割）。義務教育就学前：2割

図表 1-17　特例退職被保険者証

「特例退職」と記載されている

健康保険　本人（被保険者）　○年○月○日交付
特例退職　記号　○○○○○○○○○　番号　（枝番）
被保険者証

氏名　□□□□　□□
　　　　　□□　□□
生年月日　□□□○年○○月○○日　性別　△
資格取得　○○年○○月○○日

事業所所在地　□□市□□町○丁目○○番地
事業所名称　　□□　会社

保険者所在地　□□市□□町○丁目○○番地
保険者番号　　63○○○○○○○
保険者名称　　◇◇◇健康保険組合　　印

特例退職被保険者の法別番号は63 🐾

＊　　　　　　＊　　　　　　＊

退職者医療制度に基づいて**国家公務員特定共済組合**（法別番号72），**地方公務員等特定共済組合**（同73），**警察特定共済組合**（同74），**公立学校特定共済組合**（同75）が設立されました。共済組合と比べ，国民健康保険のほうが医療費の負担が大きいため，負担を公平化するために設けられました。

被保険者は，65歳に達すると国民健康保険の被保険者となりますが，この際，特に届出は必要ありません。

この制度は2015年3月末に廃止され，これ以降，新規の対象者が増えることはなくなりました。2015年3月末までにこの制度に該当している人が65歳になるまでの間は資格が継続するとされましたが，現在，すべての対象者が65歳に達したため，これらの法別番号をもつ被保険者はいなくなりました。

公的医療保険制度

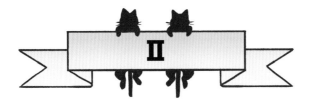

公費負担医療制度

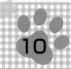

戦傷病者特別援護法／療養の給付
（法第 10 条関係）
法別番号 13

1945 年 8 月の終戦にいたるまでに，軍人軍属等だった者で，公務上で傷病を負った戦傷病者に対し，国家補償の精神に基づき療養の給付等の援護を行うことを目的とします。

援護の具体的な内容としては，①療養の給付，②療養手当の支給，③葬祭費の支給，④更生医療の給付，⑤補装具の支給および修理，⑥国立保養所への収容，⑦法に規定する鉄道および連絡船への乗車および乗船についての無賃取扱い──があります。

療養の給付を受けようとする者は，都道府県知事から療養券（**図表 2-1**）の交付を受け，その**療養券**を指定医療機関に提出して給付を受けます。

対象患者　戦傷病者手帳（**図表 2-2**）の交付を受けている者で，公務上での傷病およびこれと医学的因果関係にある併発症について療養を必要とする者。

給付の範囲　①診察，②薬剤または治療材料の支給，③医学的処置，手術およびその他の治療ならびに施術，④居宅における療養上の管理およびその療養に伴う世話その他の看護，⑤病院または診療所への入院およびその療養に伴う世話その他の看護，⑥移送

医療機関　指定医療機関（厚生労働大臣の指定する医療機関で，主に国立病院，国立療養所）。ただし，緊急その他，指定医療機関が遠隔地にある場合など，やむを得ない理由がありその必要性が認められた場合に限り，指定外の医療機関でも療養費の支払いを受け

ることができます。また，緊急の場合で，新型コロナウイルス感染症の影響で指定医療機関を受診できない場合，指定外の医療機関でも受診できます。

窓口確認　「療養券」（**図表 2-1**）

公費負担者番号

法別番号		都道府県番号		実施機関番号				検証番号
1	3							

請求方法　健康保険法と公費負担医療に関する省令の定めるところに基づいて取り扱います。

指定外医療機関が扱った場合，療養費支給請求書に診療報酬明細書を添付（各 2 部），委任状をつけ，都道府県の主管部課へ直接請求します（この場合，明細書は援護法用の指定のものを使用してください）。

負担割合　全額国庫負担。

本法の制定目的である国家補償の精神に基づく給付の理念から，公務上と認定された傷病および併発症にかかる治療については，本法が優先適用され，治療費全額が公費（全額国庫負担）給付となります。

ただし，公務上の傷病と関係のない傷病の診療は，医療保険のみが適用となります。

また，指定外医療機関の場合，療養費払いの取扱いとなり患者の一時負担となりますが，当該者が療養券に併せて，請求受領の権限を医療機関に委任した場合，指定医療機関と同様の扱いとなり，負担しなくてもよいこ

〔**参考**〕　**戦傷病者特別援護法の公費負担医療を受けるための手続方法**

- ・戦傷病者手帳の交付請求
- ・療養券の交付申請 → 療養の給付請求
　〔手帳及び医師の意見書（診断書）を提示〕────都道府県主管課
- ・療養費の支給請求
- ・更生医療券の交付申請（更生医療給付請求書，手帳等を提示）──福　祉　都道府県
- ・補装具の支給請求　　　　　　　　　　　　　　　　　　　　　　事務所　主管課

とになります。

　精神疾患の治療については，本法の適用を受ける場合，精神保健福祉法または障害者総合支援法（精神）による公費負担との併用は認められていません。

①公務上の傷病の場合

公費100%

②公務上の傷病＋因果関係のある併発症の場合

公費100%

③公務上の認定傷病＋因果関係のある併発症＋因果関係のない傷病の場合

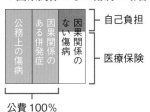

公費100%

自己負担

医療保険

公費負担医療制度

図表 2-1　療養券

様式第 3 号（1）（第 6 条関係）

療　養　券（病院・診療所用）			
公費負担者番　　号		認　定　年月日	昭和平成令和　　年　月　日
公費負担医療の受給者番号			
戦傷病者 氏　名		生年月日	明治大正昭和　　年　月　日
現住所			
療養を必要とする傷病名			
療養を認める期　　間	令和　　年　　月　　日から〔入　院〕令和　　年　　月　　日まで〔入院外〕		
療養を受けようとする医療機関（病院・診療所）	所在地		
	名　称		

　上記のとおり決定する。

　　　令和　　年　　月　　日

　　　　　　　　　　　　　都道府県知事　氏　　名　㊞

注意
1　この処分に不服があるときは，この処分の通知を受けた日の翌日から起算して 60 日以内に，厚生労働大臣に対して不服申立てをすることができます。
2　この処分の取消しの訴えは，この処分の通知を受けた日の翌日から起算して 6 か月以内に，都道府県を被告として（訴訟において都道府県を代表とする者は都道府県知事）提起することができます（なお，処分の通知を受けた日から 6 か月以内であっても，処分の日から 1 年を経過すると処分の取消しの訴えを提起することができなくなります）。ただし，処分の通知を受けた日の翌日から起算して 60 日以内に不服申立てをした場合には，処分の取消しの訴えは，その不服申立てに対する裁決又は決定の送達を受けた日の翌日から起算して 6 か月以内に提起しなければならないこととされています。
備考　この用紙は，日本工業規格 A 列 4 番とすること。

図表 2-2　戦傷病者手帳

様式第 2 号（第 2 条関係）

（第 1 面）

7.5cm

11.8cm

戦　傷　病　者　手　帳

厚　生　労　働　省

（第 2 面）

4cm

写

真

3cm

第　　　　号

発行者　　　　　印

平成　年 月 日　交付

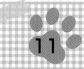

戦傷病者特別援護法／更生医療
（法第 20 条関係）
法別番号 **14**

1945 年 8 月の終戦にいたるまでに，軍人軍属等だった者で，公務上で傷病を負った戦傷病者に対し，国家補償の精神に基づき療養の給付等の援護を行うことを目的とします。

援護の具体的な内容としては，①療養の給付，②療養手当の支給，③葬祭費の支給，④更生医療の給付，⑤補装具の支給および修理，⑥国立保養所への収容，⑦法に規定する鉄道および連絡船への乗車および乗船についての無賃取扱い，があります。

更生医療の給付は，公務上の傷病により，第 5 款症以上の障害の状態にある戦傷病者に対して，身体上の障害を軽減あるいは除去し，日常生活能力，職業能力の回復・向上を図るために再手術等の治療を行います。

更生医療の給付を受ける場合は，「更生医療給付請求書」を居住地の都道府県知事に提出し，身体障害者更生相談所の判定に基づき，**更生医療券**（図表 2-3）の交付を受け，指定自立支援医療機関において受給します。

対象患者　戦傷病者手帳の交付を受けている者で，公務上の傷病によって，別に定められた程度の視覚障害，聴覚障害，言語機能障害，中枢神経障害または肢体不自由の状態にあって，更生のための医療を必要とする者。

医療機関　障害者総合支援法に規定する指定自立支援医療機関。

なお，厚生労働大臣が更生医療の給付が困難であると認めるときは，更生医療の給付に代えて，それに要する費用を支給できます。

身体障害の状態　①視覚障害，②聴覚・平衡機能の障害，③音声機能・言語機能・そしゃく機能障害，④肢体不自由（肢切断を含む），⑤中枢神経機能障害，⑥心臓，腎臓，呼吸器，膀胱，直腸，小腸，肝臓の機能障害

窓口確認　「更生医療券」（**図表 2-3**）

公費負担者番号

法別番号	都道府県番号	実施機関番号	検証番号
1　4			

請求方法　健康保険法と公費負担医療に関する省令に基づいて取り扱います。

負担割合　指定自立支援医療機関においては，全額更生医療（国庫負担）。

本法の制定目的である国家補償の精神に基づく給付の理念から，公務上と認定された傷病及び併発症にかかる治療については，本法が優先適用され，治療費全額が公費（全額国庫負担）給付となります。

公務上の傷病の場合

> 公費 100%

図表 2-3　更生医療券
様式第 14 号（1）（第 13 条関係）

更 生 医 療 券（病院・診療所用）				
公費負担者番号			交 付 年 月 日	
公費負担医療の受給者番号			平成 令和　　年 月 日	
戦傷病者	氏　　名		生年月日	明治 大正 昭和　年 月 日
	現 住 所		職業	現職 希望 職業
	原傷病名			
	現在の障害部位及び程度			
	医療の具体的方針	入　院 入院外		
	指定医療機関（病院・診療所）名		指定医療機関（病院・診療所）所 在 地	
	医療費概算額		診療予定期間	有効 期間　自 月 日 至 月 日
上記のとおり決定する。				
令和　　年　　月　　日				
都道府県知事　氏　　名　㊞				

被爆者援護法／認定疾病医療
〔原子爆弾被爆者に対する援護に関する法律による
認定疾病医療（法第10条関係）〕

法別番号 18

　1945年8月，広島市および長崎市に投下された原子爆弾により被爆した人々に対して，健康の保持および福祉の向上を図るため，医療の給付等を行う法律です。

　1957年に制定された「原子爆弾被爆者の医療等に関する法律」が，被爆後50年の1994年12月に廃止され，本法が新たに制定されました。

　援護の具体的対策には，①健康管理，②医療，③手当等の支給，④福祉事業があります。本法の医療の給付・受給の手続きは**図表2-4**のとおりで，**認定疾病医療の給付**と**一般疾病医療費の支給**の2種類があります。

　認定疾病医療は，認定疾病の治療のために必要な医療を全額国費で現物給付する制度です。認定疾病とは，次のような状態にある場合と定められています。

①原爆の直後の障害作用によって起きた負傷または疾病について現に医療を要する状態にある場合

②当該疾病が原爆の放射能によって直接起きたものでないときは，その者の治癒能力が原爆の放射能の影響を受けているため遷延している疾病について現に医療を要する状態にある場合

　現在までに認定された主な疾病は，①再生不良性貧血，白血球減少症など造血機能障害，②白血病，肺がん，皮膚がんなど悪性新生物，③肝機能障害，④原爆白内障，⑤熱傷瘢痕，などがあります。

対象患者　厚生労働大臣の認定を受けた認定被爆者。

認定の申請　認定疾病の申請をしようとする場合，認定申請書（**図表2-5**）に医師の意見書および検査成績書（健康診断個人票，精密検査用）を添付して，居住地の都道府県知事を経由し，厚生労働大臣に申請することになっています。この申請書には，医療の給付を受けようとする指定医療機関の名称および所在地等も記載する必要があります。

医療機関　指定医療機関（厚生労働大臣の指定した医療機関）。緊急の場合で，新型コロナウイルス感染症の影響で指定医療機関を受診できない場合，指定外の医療機関でも受診できます。

窓口確認　「認定書」（**図表2-6**），および「被爆者健康手帳」（法別番号18）（**図表2-7**）。

　ただし，緊急その他やむを得ない理由のある場合は提出しなくてもよいことになっています。

公費負担者番号

法別番号	都道府県番号	実施機関番号	検証番号
1 8			

認定医療と一般疾病医療の併用　両制度を併用する場合，認定医療を第1公費，一般疾病医療を第2公費として扱うことは他の公費医療の場合と同様ですが，特に取扱い件数の多い広島県等では，便宜上それぞれ別のレセプトに（法別18と19に分けて）記載し提出

図表2-4　原爆の被爆者の医療給付の流れ

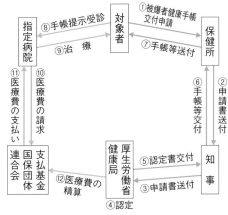

しています。その場合は1枚が公費単独，1枚が医保併用の表示をしたものを使用し，一般疾病医療のレセプトに認定医療も受診中であることを付記します。

負担割合 全額国費。公費優先。

　やむをえない理由によって，指定外の医療機関で診断を受けた場合は，医療費が支給されます。

（認定疾病以外の医療費は，一部の疾病を除き一般疾病医療の対象となります）

全額公費負担

原爆 100％

図表 2-5　認定申請書

認 定 申 請 書

氏　　　　名		性別		生年月日	
居　　住　　地					
被爆者健康手帳の番号					
負傷又は疾病の名称					
被爆時の状況 （入市の状況を含む）					
被爆直後の症状及びその後の健康状態の概要					
医療の給付を受けようとする指定医療機関	名称及び所在地				
	訪問看護ステーション等の名称及び所在地				

　原子爆弾被爆者に対する援護に関する法律第 11 条第 1 項の規定により，認定を受けたく，関係書類を添えて申請します。

　　令和　　年　　月　　日

　　　　　　　　　　　　申　請　者　　　　　　㊞

　厚生労働大臣　　様

図表 2-6　認定書

公費負担者番号	1 8						
公費負担医療の受給者番号							

認　定　書

　氏　　名

　　　　　　　　　明治
　　　　　　　　　大正　年　月　日生（男・女）
　　　　　　　　　昭和

　認定疾病名　○○○○

　原子爆弾被爆者に対する援護に関する法律（平成 6 年法律第 117 号）第 11 条第 1 項の規程により，上記のとおり認定する。

　平成○年○月○日

　　厚生労働大臣　　○○○○　　㊞

図表 2-7　被爆者健康手帳

原子爆弾被爆者に対する援護に関する法律の認定疾病医療の法別番号は 18

被爆者健康手帳は，都道府県知事（広島市，長崎市にあっては市長）から交付される

様式第二号（第二条関係）　　　（表紙）　　　　　　　　（1 ページ）

公費優先で，全額国費負担

公費負担者番号	1 8						
公費負担医療の受給者番号							
（手帳番号）							

被　爆　者　健　康　手　帳

氏名 ＿＿＿＿＿＿＿

公費負担者番号	1 8						
公費負担医療の受給者番号							

都道府県知事（市長）印

都道府県（市）

ふりがな 氏　名		明治 大正　年　月　日生 昭和	男・女
被爆時の年齢	満　　　歳		
居住地 （現在地）	都道　区市　町　番地 府県　郡　村		
交付年月日	昭和 平成　　年　　月　　日 令和		

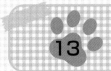

感染症法／新感染症患者の入院

〔感染症の予防及び感染症の患者に対する医療に関する
法律による新感染症の患者の入院（法第37条関係）〕

法別番号 29

感染症の予防および感染症の患者に対する医療に関して必要な措置を定めるとともに，感染症の発生の予防および蔓延の防止を図り，公衆衛生の向上および増進を図ることを目的として制定された法律です。

2008年に，**新感染症**に係る規定が新設されました。新感染症への対処については，他の感染症とは別に法第44条の6から第53条までにおいてそれぞれ定められています。

なお，新型コロナウイルス感染症対応の教訓を踏まえ，2022年に感染症法が改正され，新興感染症の流行初期の医療を確保するため，都道府県と医療機関が協定を結ぶ仕組みが構築されました（「協定締結医療機関」といいます）（26年4月施行）。

対象患者　新感染症に罹患し，蔓延を防止するため，その必要があると認められ，入院の勧告・措置により入院した患者。

公費負担者番号

法別番号	都道府県番号	実施機関番号	検証番号
2 9			

医療機関　特定感染症指定医療機関（厚生労働大臣が指定した医療機関）。

指定医療機関の義務　指定を受けた医療機関は，感染症指定医療機関医療担当規程の定めるところによって，法の規定による感染症の患者の医療を行うことになっています。

この規定のなかで主な留意点は**図表2-8**のとおりです。

新感染症　人から人に伝染すると認められる疾病であって，既に知られている感染性の疾病とその病状または治療の結果が明らかに異なるもので，重篤かつ国民の生命および健康に重大な影響を与えるおそれがあるもの（現在，対象となる感染症は定められていません）。

過去，2003年4月にSARS（重症急性呼吸器症候群）が初めて新感染症の適用を受けました。ウィルスが特定されたことで指定感染症に指定され，その後，一類感染症に指定されました。現在は，二類感染症として指定されています。

健康診断　都道府県知事は，新感染症の蔓延を防止するため，その必要があると認めるときに，所定の手続きに従い健康診断を行う，または，受けさせることを保護者に勧告することができます。

入院　都道府県知事は，新感染症の蔓延を防止するため，必要があると認めるときに，10日以内の期間を定めて，**特定感染症指定医療機関**に入院させる，または，入院させるべきことを保護者に勧告することができます（原則入院）。

緊急時やその他やむを得ない理由がある場合は，特定感染症指定医療機関以外の病院であって都道府県知事が適当と認める病院に入院させる，または，入院を勧告することができます。

勧告を受けた者が，当該勧告に従わない場合は，10日以内の期間を定めて入院させることができます。

これらの入院について期間経過後入院を継続する必要がある場合は，10日以内の期間を定めて延長を繰り返すことができます。

退院　都道府県知事は，当該入院に係る新感染症を公衆に蔓延させるおそれがないことが確認されたときには，退院させる必要があります。

また，入院している者から退院の求めがあった場合は，当該者について，新感染症を蔓延させるおそれがないかどうか確認します。

政令による指定　国は新感染症に係る情報の収集および分析によって，当該新感染症の固有の病状および蔓延の防止のための措置が明らかになったときは，政令で定めるところ

公費負担医療制度

により，1年以内の期間に限り，一類感染症とみなしてこの法律の全部または一部を適用する措置を講じなければなりません。

　その後，1年間が経過し，引き続き人への感染について対応を行うことが必要とされる場合は，指定の期間を1年間延長することができます。

医師の届出　新感染症にかかっていると疑われる者を診断したときは，直ちに厚生労働省で定める事項を最寄の保健所長を経由して都道府県知事に届け出る必要があります。

　届出事項は，

① 当該者の氏名，年齢，性別，住所（当該者が未成年の場合はその保護者の氏名および住所）
② 当該者の職業
③ 診断方法
④ 当該者の所在地
⑤ 初診年月日および診断年月日（死体検案年月日および死亡年月日）
⑥ 病原体に感染したとされる年月日（感染症の患者にあっては発病したと推定される年月日を含む）
⑦（推定される）感染原因
⑧（推定される）感染経路
⑨（推定される）感染地域
⑩ 診断（検案）した医師の氏名および住所（病院または診療所の名称および所在地）
⑪ その他感染症の蔓延の防止および当該者の医療のために必要と認められる事項
⑫ 新感染症と疑われる所見

となっています。

負担割合　全額公費負担（患者の申請による）。ただし，所得により自己負担が生じる場合があります。

全額公費負担（国 3／4，都道府県 1／4）

　　　　　　　感染症法 100%

※ 市町村民税の所得割の額によって自己負担が生じる場合がある。年額 56 万 4000 円以下：0 円，56 万 4000 円超：上限月 2 万円

図表 2-8　指定医療機関の義務（感染症指定医療機関医療担当規程）

根拠条文	要約
第2条	感染症の患者の医療は，患者を社会から隔離することそのものではなく，治療および感染症のまん延防止を目的とします。
第3条	法に基づく入院勧告又は入院措置に係る患者，さらに都道府県知事が交付した有効な患者票を所持する結核患者(患者票患者)の医療を正当な理由がなく拒んではなりません。
第5条	措置患者等または患者票患者が，やむを得ない事情で診療時間内に受診できないときは，その患者のために便宜な時間を定めて診療を行わなければなりません。
第6条	感染症指定医療機関の指定基準に規定する病室の病床に措置患者等を収容します。
第11条	診療および診療報酬の請求に関する帳簿および書類をその完結の日から3年間保存しなければなりません。ただし診療録はその完結の日から5年間です。
第12条	措置患者等または患者票患者について，次に該当する事実を知った場合は，速やかに意見を付して，入院勧告または入院措置を行った，または患者票を交付した都道府県知事に通知しなければなりません。 ・措置患者等または患者票患者が正当な理由なくして診療に関する指導に従わないとき ・措置患者等または患者票患者が詐欺その他不正手段により診療を受け，または受けようとしたとき

心神喪失者等医療観察法／医療の給付

14

〔心神喪失等の状態で重大な他害行為を行った者の医療及び観察等に
関する法律による医療の実施に係る医療の給付（法第81条関係）〕

法別番号30

心神喪失等の状態で重大な犯罪行為（他害行為）を行った者で，心神喪失等を理由に刑事責任能力がないとして，不起訴・無罪となった精神障害者に対して，その適切な処遇を決定するための手続き等を定めることで，継続的かつ適切な医療並びにその確保のために必要な観察および指導を行うことにより，病状の改善およびこれに伴う同様の行為の再発の防止を図り，その社会復帰を促進することを目的とした法律です（**図2-9**）。

裁判所がこの法の対象となる犯罪行為を対象者が行ったか，心神喪失・心神耗弱者かを判断したうえで裁判官と精神科医（精神保健審判員）との合議により入院・退院等の処遇を決定します。

入院の場合，裁判所は6カ月ごとに入院治療継続や退院許可について再審査を行います。通院の場合，保護観察所による精神保健観察のもとで通院医療を受けることになります。

対象患者　心神喪失等の状態で重大な他害行為〔殺人，放火，強盗，強姦，強制わいせつ（各未遂を含む），傷害〕を行った者で，心神喪失等を理由に刑事責任能力がないとして，不起訴・無罪となった者で，裁判所によって適切な医療を提供すべき旨が決定された者。

公費負担者番号

法別番号	都道府県番号	実施機関番号	検証番号
3　0			

医療機関　指定医療機関。

定められた法（第42条第1項等）の決定を受けた者の入院の医療を担当させる医療機関として，厚生労働大臣の指定した病院を**指定入院医療機関**といい，法の決定を受けた者の通院医療を担当させる医療機関として，厚生労働大臣が指定した病院，診療所または薬局を**指定通院医療機関**といいます。

なお，指定入院医療機関の設置，運営等に関する費用はすべて国の負担によって行われます。本法による入院や退院の決定，許可，継続や期間の決定，入院者の行動制限等は法に定める細かな手続きが必要となり，一般的にいう医療の取扱いとは大きく異なっています。

精神保険指定医の必置（法第86条）　指定医療機関は，常時勤務する精神保健指定医を置かなければなりません。

入院・診療等　指定入院医療機関は，対象者の受入れに対する応需義務を有するものであり，病床にすでに入院または再入院の決定を受けた者が入院しているため余裕がない場合以外は，入院および再入院の決定を受けた者を入院させなければならないとされています。また，指定通院医療機関は，入院によらない診療を拒否してはいけないとされています。

特定医療施設・特定病床　指定入院医療機関において病床に余裕がない場合は，そこに勤務する精神保健指定医による診療の結果，入院加療が必要と判断したときに，指定入院医療機関以外の医療施設（**特定医療施設**）または指定入院医療機関の指定に係る病床以外の病床（**特定病床**）において入院による医療を行うことが可能です。

特定医療施設には以下の4つが定められています。

①国または都道府県が設置する精神科病院

②都道府県または都道府県および都道府県以外の地方公共団体が設立した地方独立行政法人が設置する精神科病院

③精神保健及び精神障害者福祉に関する法律第19条の8に規定する指定病院

④前項に規定する者の居住地に所在する指定通院医療機関の指定を受けた病院であって，当該者に対し入院による精神障害の医療を行うことのできるもの

また，これらの特定医療施設または特定病

公費負担医療制度

床においては，以下の基準を備えている必要
があります。

① A311 精神科救急急性期医療入院料または
A311-2 精神科急性期治療病棟入院料が算
定される病棟を有すること

② A103 精神病棟入院基本料1または2が算
定される病棟を有し，さらに I007 精神科
作業療法，I008 入院生活技能訓練療法，
I011-2 に掲げる精神科退院前訪問指導料
が算定されたことがある病院を有し，かつ，
当該病棟がある医療機関内に精神保健福祉
士および作業療法士または臨床心理技術者
を配置しており，社会復帰に関して十分な
体制が確保されていること

診療方針および診療報酬（法第83・84条）

指定医療機関の診療方針および診療報酬
は，健康保険の診療方針および診療報酬の例
によると定められています。この規定による
ことができないときは，厚生労働大臣の定め
るところによります。

診療報酬に関する審査，支払は社会保険診
療報酬支払基金および国民健康保険団体連合
会その他厚生労働省令で定める者において行
われます。

公費負担の医療の範囲

公費負担の行われ
る医療の範囲は，精神障害および当該疾病に
起因した疾病に罹患した場合の合併症に対し
て，指定入院医療機関，またはその連携する

医療機関もしくは指定通院医療機関で行われ
る医療とされています。

それ以外の治療についての費用は医療保険
等での給付となります。

指定医療機関の請求

療養の給付および公
費負担医療に関する費用の請求に関する省令
および訪問看護療養費および公費負担医療に
関する費用の請求に関する省令の定めるとこ
ろによります。

公費負担医療の範囲外の医療が行われた場
合には，同一のレセプトでは請求せず，別の
レセプトで請求します。請求書の送付先は，
支払基金となります。

法第83条第2項の規定による医療に要す
る費用の請求に関する医療観察診療報酬明細
書の記載要領については，平成17年8月2
日障精発 0802005 号に定められています。

「負担金額」および「一部負担金額」は発
生しないため記載の必要はありません。

指定医療機関が費用を請求するときは，請
求省令等の定めるところによります。

公費負担医療の範囲外の医療が行われた場
合には，別の診療報酬明細書で請求します。

負担割合

全額公費負担。

全額公費負担

公費 100%

図表 2-9　心神喪失者等医療観察法の概要

心神喪失等の状態で重大な他害行為〔殺人，放火，強盗，強姦，強制わいせつ（各未遂を含む），傷害〕を行った者

検察官による申立て

地方裁判所 ──→ 入院決定

通院決定　　指定入院医療機関（国公立病院等）

地域社会における処遇　　退院決定

指定通院医療機関（病院・診療所等）

都道府県・市町村等
（精神保健福祉センター・保健所等）　　保護観察所
（社会復帰調査官）　　障害福祉サービス
事業者等

処遇終了決定
通院期間の満了〔原則3年間（さらに2年まで延長可）〕

本制度による処遇の終了（一般の精神医療・精神保健福祉の継続）

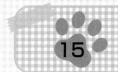

感染症法／結核患者の適正医療

〔感染症の予防及び感染症の患者に対する医療に関する
法律による結核患者の適正医療（法第37条の2関係）〕

法別番号 10

結核予防法が廃止されたのに伴い，2007年4月から感染症の予防及び感染症の患者に対する医療に関する法律（感染症法）により，2類感染症として**結核の公費負担医療**が行われています。**①適正な医療を普及するために行う一般患者に対する医療，②伝染防止の観点から就業制限・入院勧告を行った者に対しての医療**──の2種類がありますが，ここでは①について解説します。

公費負担医療を受けるためには，患者またはその保護者等が，患者の住所地を管轄する保健所長を経由して都道府県知事（政令指定都市や特別区の長を含む）に申請する必要があります。提出書類は，結核医療費公費負担申請書，医師の診断書，胸部エックス線直接撮影写真等（申請前3カ月以内に撮影されたもの）の3点です。

公費負担が承認された場合には，患者票が交付されます。患者票の有効期間は6カ月で，さらに継続して医療を受ける必要がある場合は再申請が必要です。

医療機関が感染症法に基づく医療（結核）を担当するためには，都道府県知事から指定を受けなければなりません。

（**医療機関**）　結核指定医療機関。緊急の場合で，新型コロナウイルス感染症の影響で結核指定医療機関を受診できない場合，指定外の医療機関でも受診できます。

（**窓口確認**）　「患者票」（**図表2-10**）

（**公費負担者番号**）

法別番号	都道府県番号	実施機関番号	検証番号
1 0			

（**負担割合**）　原則として5%（条件を満たす場合は0%）。

結核の診査に関する協議会の診査を経て，保健所長が承認した者に対し，指定医療機関で受療するために必要な医療費の**100分の**

（右側）公費負担医療制度

図表2-10　患者票

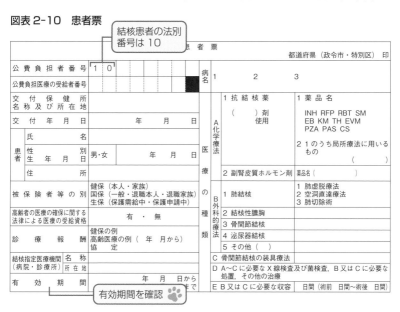

結核患者の法別番号は10

有効期間を確認

■一般患者

自己負担 5%

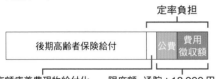

| 医療保険 70% | 公費 25% |

■生活保護法による医療扶助適用者

医療扶助 5%

| 公費 95% |

■後期高齢者医療制度の対象者

① 公費対象部分について，同一月にそれぞれ一の医療機関等について受けた一般患者に対する医療の一部負担金の額が 18,000 円を超えるときは，当該超える額を高額療養費として支給する。

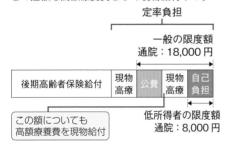

定率負担

| 後期高齢者保険給付 | 公費 | 費用徴収額 |

高額療養費現物給付化　限度額　通院：18,000 円

② 公費対象部分について，感染症法に基づく一部負担額（一般患者に対する医療費の 5%）が低所得者の自己負担限度額を上回るときは，当該費用徴収額と低所得者の自己負担限度額との差額を高額療養費として現物給付する。

定率負担

一般の限度額
通院：18,000 円

| 後期高齢者保険給付 | 現物給療 | 公費 | 現物給療 | 自己負担 |

この額についても
高額療養費を現物給付

低所得者の限度額
通院：8,000 円

95 を公費負担することとしています（戦傷病者特別援護法の規定による給付を受けることのできる者を除く）。内訳は，保険者負担 70%，公費負担 25% となっています。

　生活保護法による医療扶助適用者の場合は，自己負担相当額（5%）が市町村の負担（生活保護による医療扶助）となります。

　後期高齢者医療受給者証をもつ患者が公費負担の申請をし承認された場合，100 分の 95

③ 公費対象の医療とそれ以外の医療はそれぞれ区分して扱う。

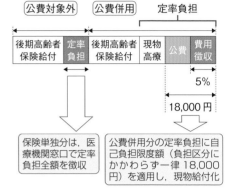

| 公費対象外 | 公費併用 | 定率負担 |

| 後期高齢者保険給付 | 定率負担 | 後期高齢者保険給付 | 現物高療 | 公費 | 費用徴収 |

5%

18,000 円

保険単独分は，医療機関窓口で定率負担全額を徴収

公費併用分の定率負担に自己負担限度額（負担区分にかかわらず一律 18,000円）を適用し，現物給付化

■児童福祉法による療育の給付を受けることのできる患者

　児童福祉法による療育の給付を受けることのできる患者（18 歳未満で，児童福祉法に基づく指定療育機関に入院している患者）については，保険者負担 70%，感染症法による公費負担 25% となり，残りの 5% は療育の給付による公費負担となります。

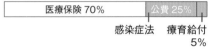

| 医療保険 70% | 公費 25% |

感染症法　　療育給付
　　　　　　　5%

※　児童福祉法に基づく指定療育機関に入院した場合にのみ適用

公費負担医療の対象となる医療		
①	化学療法	
②	外科的療法	
③	骨関節結核の装具療法	
④	③の医療に必要なエックス線検査，CT 検査，結核菌検査，副作用を確認するための検査	
⑤	②，③の医療に必要な処置その他の治療	
⑥	②，③の医療に必要な病院・診療所への入院（食事の給与，寝具装備を除く）	

（①〜④は厚生労働大臣の定める基準によって行う医療に限る）

の範囲で後期高齢者医療により給付されます。残りの 5% 相当額を限度として自己負担の対象となりますが，この額については，医療費の 5% と後期高齢者医療による一部負担金の額を比較し，低いほうの金額をそのつど患者から徴収します。

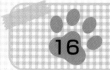

感染症法／結核患者の入院

〔感染症の予防及び感染症の患者に対する医療に関する
法律による結核患者の入院（法第37条関係）〕

法別番号 11

結核予防法が廃止されたのに伴い2007年4月から感染症法により，2類感染症として**結核の公費負担医療**が行われています。

法の目的にもあるとおり，①**適正な医療を普及するために行う一般患者に対する医療**（法第37条の2），②**伝染防止の観点から就業制限**（法第18条）・**入院勧告または入院措置を行った者に対しての医療**（法第37条）の2種類があります。

本稿では，②の入院勧告または入院措置について解説します。

対象患者 同居者などへの感染を防止することと治療を行うことを目的として，都道府県知事が，その患者に対して就業を制限し，または結核療養所（結核患者の入院施設を有する病院を含む）に入所することを勧告することができます（**入院勧告**）。

対象となるのは「結核を他人に蔓延させるおそれのある接客業，その他多数の者に対して接触する業務の従事者」です。勧告権者は，その患者の住所（居住地）を管轄する保健所長となっています。

この**入院勧告**または**入院措置**により入院した患者で申請した者が公費の対象となります。

医療機関 感染症指定医療機関

公費負担医療の範囲 公費負担の対象となる医療内容は以下のとおりです。

①診察
②薬剤または治療材料の支給
③医学的処置，手術およびその他の治療
④居宅における療養上の管理およびその療養に伴う世話その他の看護
⑤病院または診療所への入院およびその療養に伴う世話その他の看護
⑥移送

なお，⑥については，都道府県知事が必要と認めたものに限られます。

また，結核以外の医療が行われた場合，その医療が患者にとって緊急に必要であり，措置期間中に受療しない場合に，当該感染症の回復に悪影響があることが明らかな場合は公費負担の対象となります。

公費負担の申請と決定 公費負担の申請権者は，入院勧告または入院措置により入院した患者またはその保護者です。

患者の病状等やむをえない事由により，当該患者等が申請書を作成することができない場合には，勧告保健所または感染症指定医療機関が申請書の作成を代行することができます。

申請書が受理され，公費負担すべき旨が決定したときは，速やかに申請者に対して，医療費公費負担決定通知書，患者票，また感染症指定医療機関の管理者に当該決定通知の写しが送付されます。

なお，その際，公費負担者番号，公費負担受給者番号，公費負担の期間（始期および終期，患者がすでに退院している場合には終期）の連絡があります。

医療保険各法との関係 医療保険等と感染症法の関係は，医療保険優先の扱いですが，戦傷病者特別援護法については，戦傷病者特別援護法による扱いとなります。

患者が，医療保険各法（国民健康保険法を除く）に基づく保険の被保険者であって，法第37条の規定による公費負担の決定と入院勧告を受けた患者であって，定められた医療を受けている場合，原則として全額公費負担が建前ですが，医療保険による給付を受けることができる者であるときは，その給付の限度において公費負担は行われません。したがって一部負担（自己負担を含む）相当額が公費負担の対象となります。

また，当該患者ならびにその配偶者および患者と生計を一にする絶対的扶養義務者が，

その医療費について全部あるいは一部を負担することができると認められるときは，その限度において公費で負担することを要しないとされています。

生活保護法との関係

生活保護法による医療扶助適用者で結核による入院医療を必要とし，かつ，法第37条の2の公費負担の対象となる場合は，公費負担の申請手続きを行います。

この申請に基づいて入院勧告を出す必要があるかどうかを検討，必要と認められた場合は，入院の日にさかのぼって入院勧告が出されます。

入院勧告を発しない場合には，法第37条の2の公費負担による承認または不承認の決定に基づいて，入院外医療と同様の取扱いとなります。

入院勧告が決定した場合は，決定日の前日限りで医療扶助は停止され，全額が感染症法による公費負担となります。

後期高齢者医療との関係

後期高齢者医療受給者証（1割負担）を有する患者が，入院勧告に関する医学的標準に該当する症状の場合には，法第37条の規定による公費負担の申請を行うことになります。

入院勧告の場合は全額公費負担が原則ですが，後期高齢者医療確保法により医療に関する給付を受けることができる者は，その限度において公費負担は行われません。一部負担金相当額分について公費負担の対象となりますが，所得税額に応じて自己負担金が課せられます。

児童福祉法（療育の給付）との関係

保険優先によって扱われ，自己負担分に相当する部分が感染症法によって負担されるため，療育の給付は行われません。

ただし，当該患者が18歳未満であり，児童福祉法に基づく指定療育機関に入院した場合に限られます。患者の所得課税状況における自己負担分に関しては，他の場合と同様となります。

図表2-11　患者票

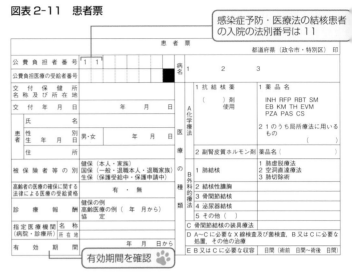

図表2-12　医療費公費負担決定通知書

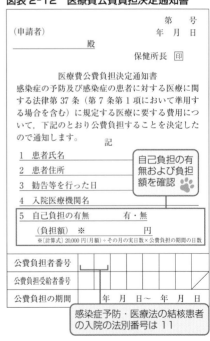

窓口確認 「患者票」（**図表2-11**），「医療費公費負担決定通知書」（**図表2-12**）。

公費負担者番号

法別番号	都道府県番号	実施機関番号	検証番号
1 1			

負担割合 原則，全額公費負担ですが，公費負担の対象となる医療について，医療保険各法を先に適用し，残りの額について感染症法で給付します。

■保険適用（自己負担なし）の場合

医療保険 70%	公費 30%

■保険適用（自己負担あり）の場合

30%

医療保険 70%	公費	

自己負担：2万円を上限※

■生活保護法による医療扶助適用者の場合

公費 100%

■後期高齢者（1割負担・自己負担なし）の場合

10%

後期高齢者 90%	公費

■後期高齢者（1割負担・自己負担あり）の場合

月額上限

後期高齢者 90%	公費	

自己負担：2万円を上限※

■児童福祉法（自己負担なし）の場合

医療保険 70%	公費 30%

■無保険者（自己負担なし）の場合

公費 100%

■無保険者（自己負担あり）の場合

公費	

自己負担：2万円を上限※

※ 市町村民税の所得割の額によって自己負担が生じる場合がある。年額56万4000円以下：0円，56万4000円超：上限月2万円

食事療養費 入院時食事（生活）療養費の自己負担額部分は，公費負担となります（医療扶助適用者，および無保険者については，全額が公費負担となります）。

■保険適用・後期高齢者の場合

医療保険（180円／回）	公費（460円）

標準負担額相当分

■医療扶助適用者・無保険者の場合

公費 100%

レセプト作成時の留意点

①入院勧告，公費単独の場合

明細書の用紙は入院分を使用する。

ア 基本的事項の確認（公費負担者番号，公費負担医療の受給者番号，傷病名，診療開始日をチェック）

イ 診療内容の記載（保険診療による記載と同様）

ウ 患者負担額欄（患者の負担があれば記載）

②入院勧告，医療保険（家族）と公費の場合

明細書の用紙は入院分を使用する。

ア 基本的事項の確認（①のアのとおり）

イ 診療内容の記載（保険診療による記載と同様でよいが，公費分点数を集計する際に誤りを防止するため，感染症法関連の点数を再掲します。左側の点数欄と同じ場合は省略してもかまいません。公費分点数の対象の項目にはアンダーラインを引きます

ウ 診療実日数欄は，医療保険と公費分が同日数である場合記載は不要です

エ 公費分点数欄には，感染症法関連の点数を集計して記入します

オ 患者負担額（公費分）欄には，自己負担分がある場合に，その額を記入します。

公費負担医療制度

精神保健福祉法／措置入院

〔精神保健及び精神障害者福祉に関する
法律による措置入院（法第29条関係）〕

法別番号20

この法律における精神障害者とは，「**統合失調症，精神作用物質による急性中毒またはその依存症，知的障害，精神病質その他の精神疾患を有する者**」を指します。

精神障害者は，精神科病院または他の法律に定められた施設（生活保護法による救護施設，児童福祉法による障害児入所施設等）以外には入院させてはならないことになっています。入院の方法には，「**任意入院**」「**措置入院**」「**緊急措置入院**」「**医療保護入院**」「**応急入院**」があります（図2-13）。ここでは措置入院について解説します。

措置入院とは，一般からの申請や警察官等の通報・届出のあった者に対し，2名以上の精神保健指定医が診察した結果，その者が精神障害者であり，入院させなければその精神障害のために自傷他害のおそれがあると一致した場合，都道府県知事が国や都道府県等が設置した精神科病院または指定病院に入院させることです。強制的な措置であるため，入院に要する費用は原則として保険優先の公費で負担されます。

措置入院者を入院させている精神科病院または指定病院の管理者は，措置入院者の症状その他厚生労働省令で定める事項を，定期的に，最寄りの保健所長を経て都道府県知事に報告しなければなりません。

また，措置入院者が，その精神障害のために自傷他害のおそれがないと認められる状態になったときは，ただちにその者を退院させなければならないことになっています。この場合において，都道府県知事は，あらかじめ精神科病院または指定病院の管理者の意見を聞くことになっています。

都道府県知事が措置入院者を退院させるためには，指定医による診察の結果，その者が入院を継続しなくてもその精神障害のために自身を傷つけたり，他人に害を及ぼしたりするおそれがないと認められる場合でなければなりません。

また，措置入院者を収容している精神科病院または指定病院の管理者は，上記のおそれがないと認められたときは，その旨とその者の症状その他厚生労働省令で定める事項を，最寄りの保健所長を経て都道府県知事に届け出なければなりません。

図表2-13　精神障害者の入院医療

	任意入院 （法第20条）	措置入院 （法第29条）	緊急措置入院 （法第29条の2）	医療保護入院 （法第33条）	応急入院 （法第33条の7）
患者の条件	特になし	入院させなければ自傷・他傷の恐れがあること	入院させなければ自傷・他傷の恐れがあること	医療と保護の必要性があること	緊急入院が必要であること
診察医	非指定でも可	精神保健指定医2人の合意	精神保健指定医1人	精神保健指定医1人	精神保健指定医1人
入院の命令者	なし	都道府県知事	都道府県知事	病院管理者	病院管理者
保護者の同意	不要	不要	不要	家族等の意思表示がない場合も市町村長の同意で可	不要
入院期間	制限なし	制限なし	72時間	精神科病院で期間ごとに入院要件を確認	72時間（一定の要件を満たす医師による診察の場合は12時間）

対象者 入院させなければ自傷他害のおそれがある精神障害者。

医療機関 国や都道府県等が設置した精神科病院または指定病院。

窓口確認 措置患者収容依頼書

公費負担者番号

法別番号	都道府県番号	実施機関番号	検証番号
2 0	┊ ┊	┊ ┊ ┊	

負担割合 原則として，全額公費負担対象で医療保険優先

医療保険 70%	

公費負担 30%（所得に応じて自己負担あり※）

※ 市町村民税の所得割の額によって自己負担が生じる場合がある。年額 56 万 4000 円以下：0 円，56 万 4000 円超：上限月 2 万円（ただし，措置入院に要した医療費の額から他の法律による給付の額を控除して得た額が 2 万円に満たない場合はその額）。

他の給付との調整

①高齢者医療確保法

a. 高齢者医療確保法に基づく一部負担金の額が，精神保健福祉法に基づく費用徴収額を超えるときは，超えた額について公費負担による医療が行われます。

b. 後期高齢者医療受給対象者が同一の月に一の医療機関について受けた措置入院患者に係る医療費の一部負担金の額が 57,600 円を超えるときは，超えた額を高額療養費として支給します。

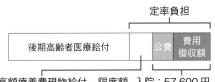

高額療養費現物給付　限度額　入院：57,600 円

用語解説　精神保健指定医

　精神保健福祉法で定められた職務を行うため，厚生労働大臣により指定を受けた医師。医師の申請に対して，一定の臨床経験を満たし，必要

c. 措置入院患者に係る医療とそれ以外の医療が同時に行われる場合，それぞれ区分して扱いますが，医療機関での一部負担金の徴収は，公費併用に係る費用徴収額と保険単独の医療に係る定率負担額とを合算して，後期高齢者医療受給者の負担区分に応じた自己負担限度額となります。

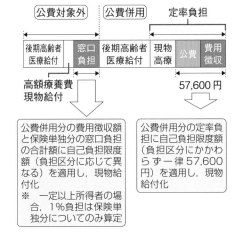

②高額療養費

　自己負担分のうち，限度額が公費で負担され，それを超える分は高額療養費として保険者が負担します。

国保の例（医療費：所得区分「ウ」の場合，月額 400,000 円，患者の収入：月額 300,000 円）

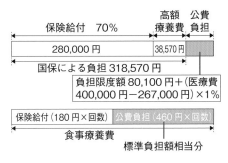

な知識・技能をもつと認められた場合に指定される。5 年以上の実務経験（3 年以上の精神科実務経験），厚生労働大臣が定める精神科臨床経験，厚生労働大臣またはその指定する者が行う研修課程の修了などが申請条件となっている。

障害者総合支援法／精神通院医療

18
〔障害者の日常生活及び社会生活を総合的に支援するための
法律による精神通院医療（法第 5 条関係）〕

法別番号 21

障害者総合支援法の**自立支援医療制度**は，心身の障害を除去・軽減するための医療について医療費の自己負担額を軽減する公費負担医療制度であり，対象者により，**精神通院医療，更生医療，育成医療**に分けられます。

精神通院医療は，「精神保健及び精神障害者福祉に関する法律」第 5 条に規定する**統合失調症，精神作用物質による急性中毒，その他の精神疾患（てんかんを含む）**を有し，通院による精神医療が継続的に必要な患者に対して，通院医療に係る自立支援医療費の支給を行うものです。実施主体は都道府県，指定都市です。

（**医療機関**）　都道府県知事等による指定自立支援医療機関（病院・診療所，薬局，訪問看護ステーション）で，受給者証に記載されたものに限ります。緊急の場合で，新型コロナウイルス感染症の影響で指定自立支援医療機関を受診できない場合，指定外の医療機関でも受診できます。

（**精神通院医療の範囲**）　精神障害および精神障害に起因する病態に対して，精神通院医療を担当する医師による入院しないで行われる医療（外来，外来での投薬，デイ・ケア，訪問看護等）を対象とします。

症状がほとんど消失している患者でも，軽快状態の維持，再発予防に通院治療を続ける必要がある場合には対象となります。

（**対象疾患**）

(1) 病状性を含む器質性精神障害（F0）
(2) 精神作用物質使用による精神および行動の障害（F1）
(3) 統合失調症，統合失調症型障害および妄想性障害（F2）
(4) 気分障害（F3）
(5) てんかん（G40）
(6) 神経症性障害，ストレス関連障害および身体表現性障害（F4）
(7) 生理的障害および身体的要因に関連した行動症候群（F5）
(8) 成人の人格および行動の障害（F6）
(9) 精神遅滞（F7）
(10) 心理的発達の障害（F8）
(11) 小児期および青年期に通常発症する行動および情緒の障害（F9）

※1　(1) ～ (5) は高額治療継続者（いわゆる「重度かつ継続」）の対象疾患
※2　( ) 内は ICD-10 の分類

● 「重度かつ継続」に該当する場合，通常とは別に負担上限額が定められ，自己負担が軽減されます。
【**高額治療継続者（「重度かつ継続」）の範囲**】
①**疾病，症状等から対象となる者**：統合失調症，躁うつ病・うつ病，てんかん，認知症等の脳機能障害もしくは薬物関連障害（依存症等）の者，または集中・継続的な医療を要する者として精神医療に一定以上の経験を有する医師が判断した者
②**疾病等にかかわらず，高額な費用負担が継続することから対象となる者**：医療保険の高額療養費多数該当者

（**自立支援医療費の額：①＋②**）

①療養に要する費用〔食事（生活）療養を除く〕の健康保険の保険給付分残額から，医療費の100分の10（自立支援の自己負担額）を差し引いた額。
②食事（生活）療養は保険給付で，標準負担額は自己負担となるが，生活保護となる所得状況の場合には標準負担相当額を支給。

（**他の給付との調整**）

生活保護：対象医療では全額が自立支援医療の負担となります。

なお，自立支援医療の対象外の医療を含む場合には，自立支援医療に係る公費欄には自立支援医療の給付対象となる点数を記載し，生活保護に係る公費欄には自立支援医療の対象とならない点数を記載します。

他の法令：介護保険法，その他医療関係法に基づく給付を受けることができる場合の限

度において，障害者総合支援法の給付は行われません。

区分		自立支援医療費	自己負担上限額
受給者証なし		（給付なし）	高額療養費算定基準額
受給者証あり	下記以外		自立支援医療費自己負担上限額
	「重度かつ継続」該当（高額治療継続者）	（特定給付対象療養にかかる高額療養費算定基準額）－（自己負担額）	
	生活保護受給者	対象医療費総額	（自己負担なし）

窓口確認　「自立支援医療受給者証（精神通院）」（法別番号「21」）（図表 2-14），（自己負担上限額が設定されている場合には）「自己負担上限額管理票」（図表 2-15）

公費負担者番号

法別番号	都道府県番号	実施機関番号	検証番号
2　1			

負担上限月額

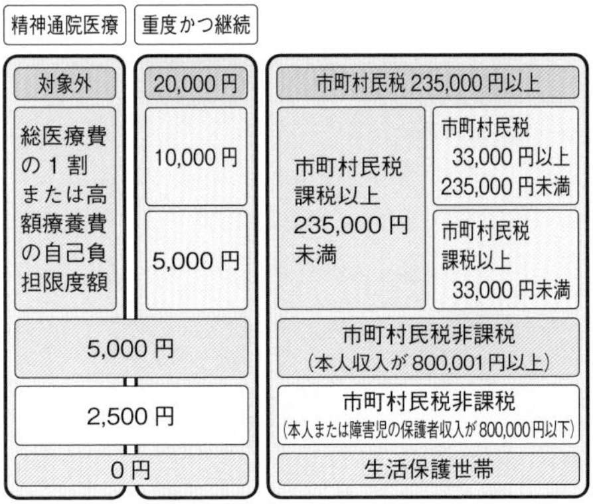

精神通院医療　重度かつ継続

※「市町村民税（所得割）が 23 万 5 千円以上」で「高額治療継続者（重度かつ継続）」の者の自己負担上限月額は 2021 年 3 月 31 日までの経過措置。

図表 2-14　自立支援医療受給者証（精神通院医療）見本（名古屋市の例）

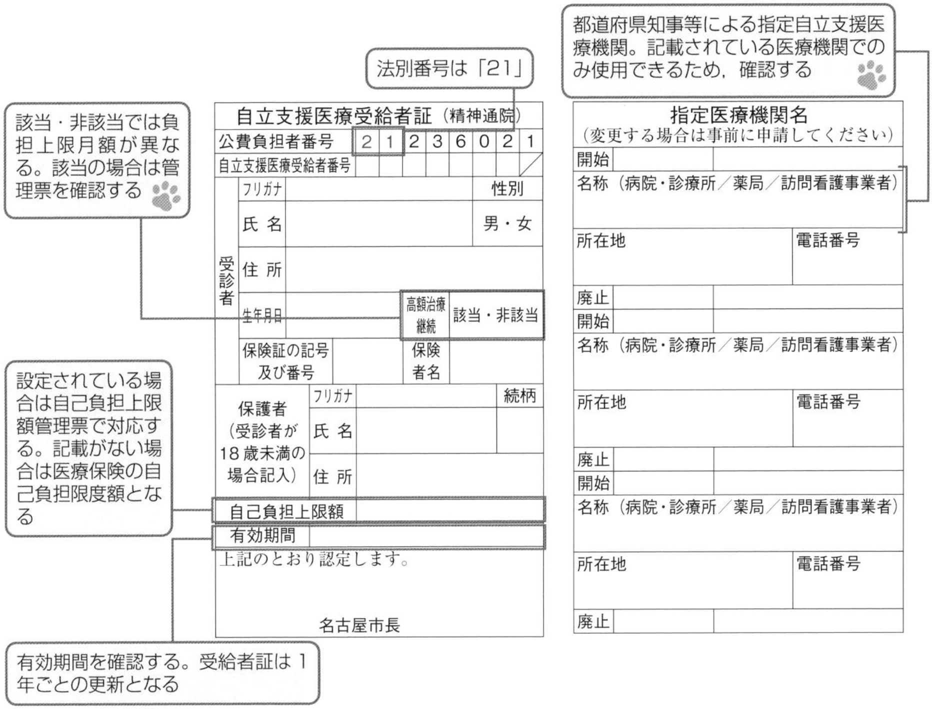

法別番号は「21」

該当・非該当では負担上限月額が異なる。該当の場合は管理票を確認する

設定されている場合は自己負担上限額管理票で対応する。記載がない場合は医療保険の自己負担限度額となる

有効期間を確認する。受給者証は 1 年ごとの更新となる

都道府県知事等による指定自立支援医療機関。記載されている医療機関でのみ使用できるため，確認する

図表2-15　自己負担上限額管理票（精神通院医療）見本（名古屋市の例）

自立支援医療自己負担上限額管理票

公費負担者番号	2	1	2	3	6	0	2	1
自立支援医療費受給者番号								
氏　　　名								

《留意事項》
○受診者の方へ
　1　自立支援医療受給者証と一緒に医療機関（病院・薬局等）へ提示してください。
　※自立支援医療受給者証に記載された病院・薬局・訪問看護事業者以外で受診された場合は、無効です。
　（医療機関等の変更は、事前申請が必要です）
　2　管理票には、医療機関の確認印が必要です。押印がないものや、医療機関以外で記入したものは、無効です。
○病院・薬局・訪問看護事業者の方へ
　1　ひと月の自己負担上限額は、自立支援医療受給者証に記載された金額と同じです。
　※複数の受給者証をお持ちの方の場合は、受給者証と負担額管理票の、公費負担者番号と受給者番号が同一であることを確認してください。
　2　障害者医療証や福祉給付金資格者証をお持ちの方で、実際の負担額が0円となるような場合でも、自己負担欄には1割の額を記載し、備考欄に㊾など他制度適用の旨を記載してください。

令和　　年　　月分自己負担上限額管理票

※月が変わったときや、行数が足りなくなったときは、新しいページに記入してください。（上限額に達した際の証明は当該月の最初のページのみで結構です）

月額自己負担上限額	円

下記のとおり月額自己負担上限額に達しました。
（※二重線の枠内は、下の表の「月間自己負担累積額」欄が、「月額自己負担上限額」に達したときの医療機関が記入してください。）

日付	医療機関名	確認印
月　日		

日付	医療機関名	自己負担額	月間自己負担累積額	確認印	備考
月　日					
月　日					
月　日					
月　日					
月　日					
月　日					
月　日					
月　日					
月　日					

受給証との一致を確認。設定されていない場合、医療保険の高額療養費基準までは1割、それを超える分は高額療養費基準額を徴収する

累積額が上限月額に達した際に、日付、医療機関名を記載、押印する。受給者からはその月は自己負担を徴収しない

自己負担徴収の際に日付、医療機関名、金額、1月ごとに自己負担額累積額を記載し、押印する
※自己負担額の助成制度のある市町村や障害者医療証などで徴収しなかった自己負担額についても記載する

障害者医療証などで負担額が0円の場合は備考欄に㊾など他制度適用の旨を記載する

受給者証による受診　自己負担分を窓口で徴収します。受給者証には自己負担上限額記載欄があり、自己負担上限額が記載されているので確認します。上限の記載がない場合には、医療保険の自己負担限度額が限度額となります。

◆負担上限額が設定されている場合

受給者証に加えて「自己負担上限額管理票」を確認し、自己負担金徴収の際に、日付、医療機関名、徴収額、1カ月ごとに累積額を記載・押印します。

当月の自己負担額の累積額が上限月額に達した場合には、所定欄に日付、医療機関名を記載・確認印を押印し、当該月においては自己負担を徴収しないようにします。

なお、自己負担額を助成する制度を設けている市町村においては、徴収しなかった自己負担額についても徴収したものとして記載します。

◆負担上限額が設定されていない場合

医療保険の高額療養費基準額までは医療費の1割負担を徴収します。1割負担額が高額療養費基準額を超える場合は、高額療養費基準額を徴収します。

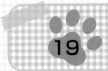

障害者総合支援法／更生医療

〔障害者の日常生活及び社会生活を総合的に支援するための
法律による更生医療（法第 5 条関係）〕

法別番号 15

19

障害者総合支援法の**自立支援医療制度**は，心身の障害を除去・軽減するための医療について医療費の自己負担額を軽減する公費負担医療制度であり，対象者により，**精神通院医療，更生医療，育成医療**に分けられます。

更生医療は，身体障害者福祉法に基づき身体障害者手帳の交付を受けた身体障害者で，その障害を除去・軽減する手術等の治療によって確実に効果が期待できる 18 歳以上の者に対して提供される，更生のために必要な自立支援医療費の支給を行うもの（実施主体：市町村）です。

（**医療機関**）　都道府県知事等による指定自立支援医療機関。緊急の場合で，新型コロナウイルス感染症の影響で指定自立支援医療機関を受診できない場合，指定外の医療機関でも受診できます。

対象となる疾患と標準的治療の例

視覚障害	白内障 → 水晶体摘出手術／網膜剥離 → 網膜剥離手術／瞳孔閉鎖 → 虹彩切除術／角膜混濁 → 角膜移植術
聴覚障害	鼓膜穿孔 → 穿孔閉鎖術／外耳性難聴 → 形成術
言語障害	外傷性または手術後に生じる発音構語障害 → 形成術／唇顎口蓋裂に起因した音声・言語機能障害を伴う者であって鼻咽腔閉鎖機能不全に対する手術以外に歯科矯正が必要な者 → 歯科矯正
肢体不自由	関節拘縮，関節硬直 → 形成術，人工関節置換術等
内部障害	①心臓（先天性疾患 → 弁口，心室心房中隔に対する手術／後天性心疾患 → ペースメーカー埋込み手術），②腎臓〔腎臓機能障害 → 人工透析療法，腎臓移植術（抗免疫療法を含む）〕，③肝臓〔肝臓機能障害 → 肝臓移植術（抗免疫療法を含む）〕，④小腸（小腸機能障害 → 中心静脈栄養法），⑤免疫（HIV による免疫機能障害 → 抗 HIV 療法，免疫調節療法，その他 HIV 感染症に対する治療）

● 「重度かつ継続」に該当する場合，通常と

は別に負担上限額が定められ，自己負担が軽減されます。

【高額治療継続者（「重度かつ継続」）の範囲】

①疾病，症状等から対象となる者：腎臓機能，小腸機能または免疫機能障害の者，心臓機能障害（心臓移植後の免疫療法に限る）

②疾病等にかかわらず，高額な費用負担が継続することから対象となる者：医療保険の高額療養費多数該当者

（**支給の範囲**）　自立支援医療受給者証に記載された障害および医療のうち，①診察，②薬剤または治療材料の支給，③医学的処置，手術，その他の治療・施術，④居宅における療養上の管理とその治療に伴うその他の看護，⑤病院・診療所への入院とその療養に伴う世話その他の看護，⑥移送（医療保険による給付を受けられない場合に限る）

（**自立支援医療費の額：①＋②**）

①療養に要する費用〔食事（生活）療養を除く〕の健康保険の保険給付分残額から，医療費の 100 分の 10（自立支援の自己負担額）を差し引いた額。

②食事（生活）療養は保険給付で，標準負担額は自己負担となるが，生活保護となる所得状況の場合には標準負担相当額を支給。

（**負担上限月額**）

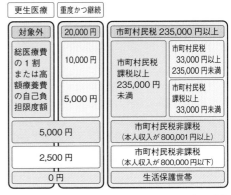

※「市町村民税（所得割）が 23 万 5 千円以上」で「高

図表2-16　自立支援医療受給者証（更生医療）の例

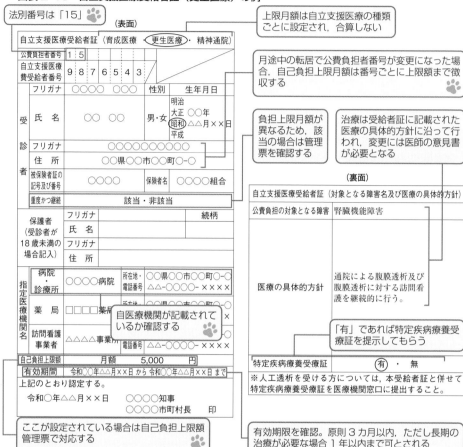

法別番号は「15」

（表面）

自立支援医療受給者証（育成医療・更生医療・精神通院）

| 公費負担者番号 | 1 5 | | | | | | |

| 自立支援医療費受給者番号 | 9 8 7 6 5 4 3 |

上限月額は自立支援医療の種類ごとに設定され，合算しない

月途中の転居で公費負担者番号が変更になった場合，自己負担上限月額は番号ごとに上限額まで徴収する

負担上限月額が異なるため，該当の場合は管理票を確認する

治療は受給者証に記載された医療の具体的方針に沿って行われ，変更には医師の意見書が必要となる

受診者

フリガナ	○○○○　○○○	性別	生年月日
氏　名	○○　○○	男・女	明治 大正 ○○年 昭和 △△月××日 平成
フリガナ	○○○○○○○○○		
住　所	○○県○○市○○町○-○		
被保険者証の記号及び番号	○○○○	保険名	○○○○組合
重度かつ継続	該当・非該当		

保護者（受診者が18歳未満の場合記入）

フリガナ		続柄	
氏　名			
フリガナ			
住　所			

指定医療機関名

病院・診療所	○○○○病院	所在地・電話番号	○○県○○市○○町○-○ △△-○○○○-××××
薬　局	□□□□薬局		
訪問看護事業者	△△△△事業所	電話番号	△△-○○○○-××××

自医療機関が記載されているか確認する

| 自己負担上限額 | 月額 | 5,000 | 円 |

| 有効期間 | 令和○○年△△月××日 から 令和○○年△△月××日 まで |

上記のとおり認定する。
　　令和○年△△月××日　　○○○○知事
　　　　　　　　　　　　　○○○○市町村長　　　印

ここが設定されている場合は自己負担上限額管理票で対応する

（裏面）

自立支援医療受給者証（対象となる障害名及び医療の具体的方針）

公費負担の対象となる障害	腎臓機能障害
医療の具体的方針	通院による腹膜透析及び腹膜透析に対する訪問看護を継続的に行う。
特定疾病療養受療証	有・無

「有」であれば特定疾病療養受療証を提示してもらう

※人工透析を受ける方については，本受給者証と併せて特定疾病療養受療証を医療機関窓口に提出すること。

有効期限を確認。原則3カ月以内，ただし長期の治療が必要な場合1年以内まで可とされる

額治療継続者（重度かつ継続）」の者の自己負担上限月額は2021年3月31日までの経過措置。

他の給付との調整

特定疾病制度（マル長制度）：人工透析を受けているなど，医療保険の特定疾病制度の認定を受けている高額長期疾病患者（高額治療継続者）の場合には，特定疾病制度が優先されます。

生活保護：対象医療では全額が自立支援医療の負担となります。

他の法令：介護保険法，その他医療関係法に基づく給付を受けることができる場合の限度において，障害者総合支援法の給付は行われません。

区分		自立支援医療費	自己負担上限額
受給者証なし		（給付なし）	高額療養費算定基準額
受給者証あり	下記以外		自立支援医療費自己負担上限額
	「重度かつ継続」該当（高額治療継続者）	（特定給付対象療養にかかる高額療養費算定基準額）－（自己負担額）	
	特定疾病療養受療証あり	（特定疾病にかかる高額療養費算定基準額）－（自己負担額）	
	生活保護受給者	対象医療費総額	（自己負担なし）

窓口確認

「自立支援医療受給者証（更生医療）」（**図表2-16**），（自己負担上限額が設定

図表 2-17　自己負担上限額管理票（更生医療）の例

自己負担徴収の際に日付、医療機関名、金額、1月ごとに自己負担額累積額を記載し、押印する
※自己負担額の助成制度のある市町村や障害者医療証などで徴収しなかった自己負担額についても記載する

受給証との一致を確認。設定されていない場合、医療保険の高額療養費基準までは1割、それを超える分は高額療養費基準額を徴収する

累積額が上限月額に達した際に、日付、医療機関名を記載、押印する。受給者からはその月は自己負担を徴収しない

○○年○○月分自己負担上限額管理票

受診者	○○ ○○	受給者番号	9876543

月額自己負担上限額　5,000 円

下記のとおり月額自己負担上限額に達しました。

日　付	医療機関名	確認印
○○月○○日	○○○○病院	㊞

日　付	医療機関名	自己負担額	月間自己負担額累積額	自己負担額徴収印
○○月○○日	○○○○病院	3,000	3,000	㊞
○○月○○日	○○○○薬局	1,000	4,000	㊞
○○月○○日	○○○○病院	1,000	5,000	㊞
月　　日				
月　　日				
月　　日				

図表 2-18　特定疾病療養受療証の例

○○保険特定疾病療養受療証

交付年月日	令和　　年　　月　　日
認定疾病名	
被保険者番号	
被保険者名 住　所	
被保険者名 氏　名	
被保険者名 生年月日	
発行期日	
保険者番号並びに保険者の名称及び印	

されている場合には）「自己負担上限額管理票」（**図表 2-17**），（取得している場合は）「特定疾病療養受療証」（**図表 2-18**）

公費負担者番号

法別番号	都道府県番号	実施機関番号	検証番号
1 5			

受給者証による受診　受給者証の自己負担上限額記載欄を確認し，自己負担分を窓口で徴収します。また，人工透析を受けている人などで医療保険の特定疾病制度の認定を受けている場合には，特定疾病制度が優先されるため，受給者証の「特定疾病療養受療証」欄を確認します。

◆負担上限額が設定されている場合

「自己負担上限額管理票」を確認し，自己負担金徴収の際，日付，医療機関名，徴収額，1カ月ごとに累積額を記載・押印します。当月の自己負担額の累積額が上限月額に達した場合には，所定欄に日付，医療機関名を記載・確認印を押印し，当該月においては自己負担を徴収しないようにします。

なお，自己負担額を助成する制度を設けている市町村においては，徴収しなかった自己負担額についても徴収したものとして記載します。

◆負担上限額が設定されていない場合

医療保険の高額療養費基準額までは医療費の1割負担を徴収します。1割負担額が高額療養費基準額を超える場合は，高額療養費基準額を徴収します。

◆「特定疾病療養受療証」欄が「有」の場合

特定疾病療養受領証を提示してもらい，上限額と有効期限を確認します。「無」の場合でも，受給者証取得後に取得している場合などもあるので，人工透析に関する医療の受診者の場合には確認を行います。

公費負担医療制度

障害者総合支援法／育成医療

〔障害者の日常生活及び社会生活を総合的に支援するための
法律による育成医療（法第5条関係）〕

法別番号 16

障害者総合支援法の**自立支援医療制度**は，心身の障害を除去・軽減するための医療について医療費の自己負担額を軽減する公費負担医療制度であり，対象者により，**精神通院医療**，**更生医療**，**育成医療**に分けられます。

育成医療は，障害児（身体に障害のある18歳未満の者）の健全な育成を図るため，当該障害児に対して行われる，生活能力を得るために必要な医療を指します。障害児またはその保護者は，自立支援医療費の支給を受ける場合は市町村等に申請し，支給認定を受ける必要があります。認定を受けると「**自立支援医療受給者証**」が発行されますので，窓口での確認が必要です（図表 2-19）。

負担上限月額が設定された者については，「自立支援医療受給者証」に自己負担上限額が記載されるとともに，「自己負担上限額管理票」が発行されますので，併せて窓口での確認が必要となります。

患者が「自己負担上限額管理票」の持参を忘れ，自己負担限度額を超える額を支払った場合などでも，市町村での償還は行われないこととされています。

（医療機関）　都道府県知事が指定する指定自立支援医療機関。緊急の場合で，新型コロナウイルス感染症の影響で指定自立支援医療機関を受診できない場合，指定外の医療機関でも受診できます。

（対象者）　18歳未満で，身体に障害があるか，治療を行わなければ障害が残ると認められる疾患があり，手術等によって改善が見込まれる者

育成医療の対象となる疾病の例

疾患群	疾病名
肢体不自由	先天性股関節脱臼，斜頚，拘縮，切断および離断，クル病，骨軟炎，各種関節炎，大腿四頭筋拘縮症，内外反足，顔面奇形，O脚，分娩麻痺，変形治癒骨折，不良肢位強直，弾撥膝，ペルテス病，先天性側彎症，病的脱臼
視覚障害	眼瞼欠損，眼瞼外反症，眼球癒着，斜視，瞳孔閉鎖症，牛眼，トラコーマ，眼瞼内反症，兎眼症，眼瞼下垂症，角膜白斑，先天性白内障，網膜硝子体出血
聴覚，平衡機能障害	外耳奇形，感音系難聴，中耳奇形，慢性中耳炎
音声，言語そしゃく機能障害	喉頭腫瘍，口蓋裂，唇顎口蓋裂
心臓障害（手術をするものに限る）	心室中隔欠損症，ファロー四徴症，心内膜床欠損症，肺動脈狭窄症，心房中隔欠損症，動脈管開存症，大血管転位症
腎臓機能障害（人工透析療法および腎移植手術を行うものに限る）	慢性腎不全
呼吸器，ぼうこう，直腸，小腸機能障害およびその他の内臓障害（手術をするものに限る）	食道閉鎖症，巨大結腸症，胆道閉鎖症，腸回転異常症，巨大臍帯ヘルニア，二分脊椎，腸閉鎖症，肛門閉鎖症，尿道上・下裂，横隔膜ヘルニア，脳炎，硬膜下水腫，膀胱腫瘍，直腸腫瘍
肝臓移植が必要な肝障害	先天性胆道閉鎖，先天性代謝性肝疾患，小児肝芽腫
ヒト免疫不全ウイルスによる免疫の機能の障害	ヒト免疫不全ウイルス〔HIV〕病

●「重度かつ継続」に該当する場合，通常とは別に負担上限額が定められ，自己負担が軽減されます。

【高額治療継続者（「重度かつ継続」）の範囲】

①疾病，症状等から対象となる者：腎臓機能，小腸機能または免疫機能障害の者，心臓機能障害（心臓移植後の免疫療法に限る）

②疾病等にかかわらず，高額な費用負担が継続することから対象となる者：医療保険の高額療養費多数該当者

自立支援医療費の額：①＋②

①療養に要する費用〔食事（生活）療養を除く〕の健康保険の保険給付分残額から，医療費の100分の10（自立支援の自己負担額）

を差し引いた額。

②食事（生活）療養は保険給付で，標準負担額は自己負担となるが，生活保護となる所得状況の場合には標準負担相当額を支給。

負担上限月額

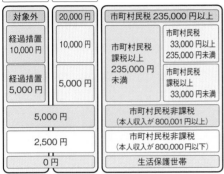

※育成医療の経過措置と，「市町村民税（所得税）が23万5千円以上」で「高額治療継続者（重度活継続）」の者の自己負担上限月額の経過措置は，2021年3月31日までとなっている。

※自己負担上限月額は，患者単位で自立支援医療の種類ごとに設定されている。例えば，同一患者が育成医療と精神通院医療の両方を同一月に受けた場合は，それぞれの種類ごとに自己負担上限月額が適用され，異なる種類の間では合算を行わない。

他の給付との調整

生活保護：対象医療では全額が自立支援医療の負担。

他の法令：介護保険法，その他医療関係法に基づく給付を受けることができる場合の限度において，障害者総合支援法の給付は行われません。

窓口確認　「自立支援医療受給者証（育成医療）」（図表2-20），（自己負担上限額が設定されている場合には）「自己負担上限額管理票」（図表2-21）

公費負担者番号

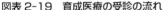

法別番号	都道府県番号	実施機関番号	検証番号
1　6			

受給者証による受診　自己負担分を窓口で徴収します。受給者証には自己負担上限額記載欄があり，自己負担上限額が記載されているので確認します。上限の記載がない場合には，医療保険の自己負担限度額が限度額となります。

◆**負担上限額が設定されている場合**

受給者証に加えて「自己負担上限額管理票」を確認し，自己負担金徴収の際に，日付，医療機関名，徴収額，1カ月ごとに累積額を記載・押印します。

当月の自己負担額の累積額が上限月額に達した場合には，所定欄に日付，医療機関名を記載・確認印を押印し，当該月においては自己負担を徴収しないようにします。

なお，自己負担額を助成する制度を設けている市町村においては，徴収しなかった自己負担額についても徴収したものとして記載します。

◆**負担上限額が設定されていない場合**

医療保険の高額療養費基準額までは医療費の1割負担を徴収します。1割負担が高額療養費基準額を超える場合は，高額療養費基準額を徴収します。

公費負担医療制度

図表2-19　育成医療の受診の流れ

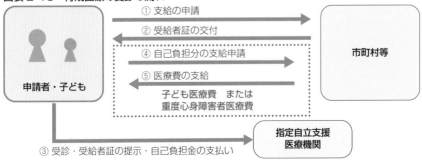

図表 2-20　自立支援医療受給者証（育成医療）見本（名古屋市の例）

自立支援医療受給者証（育成医療用）			
公費負担者番号	1 6		
自立支援医療費受給者番号			
受診者	フリガナ		性別 / 生年月日
	氏　名		
	住　所		
	被保険者証の記号及び番号	保険者名	
	高額治療継続		
保護者（受診者が18歳未満の場合記入）	フリガナ		続柄
	氏　名		
	住　所		
公費負担の対象となる障害			
医療の具体的方針			
特定疾病療養受療証			
指定医療機関名	病院・診療所	所在地・電話番号	
	薬　局	所在地・電話番号	
	訪問看護事業者	所在地・電話番号	
自己負担上限額	月額	円	
有効期間			

上記のとおり認定します。
　年　　月　　日
　　　　　名古屋市長　　　印

法別番号は 16 🐾

記載されている医療機関でのみ使用できるため，確認する。ただし，緊急の場合で，新型コロナウイルス感染症の影響で指定医療機関が休業等の場合，指定外の医療機関でも受診できる

ここが設定されている場合は自己負担限度月額管理票で対応する。記載がない場合は医療保険の高額療養費基準までは1割，それを超える分は高額療養費基準額を徴収する 🐾

有効期間を確認する。受給者証は1年ごとの更新となる

注　人工透析を受ける方については，この受給者証と併せて特定疾病療養受療証を医療機関窓口に提出してください。

図表 2-21　自己負担上限額管理票（育成医療）見本

　　年　　月診療分　自立支援医療（育成医療）上限額管理票
患者氏名＿＿＿＿＿＿　月額自己負担上限額＿＿＿＿＿＿円

受給者証との一致を確認

A欄　下記のとおり，月額自己負担上限額に達しました。

月／日	医療機関名	確認印
／		

累計額が上限月額に達した際に，日付，医療機関名を記載，押印する。受給者からはその月は自己負担を徴収しない 🐾

B欄　下記のとおり，自己負担額を徴収しました。

月／日	医療機関名	自己負担額	累計額	確認印
／		円	円	
／		円	円	
／		円	円	

自己負担徴収の際に日付，医療機関名，金額，1月ごとに自己負担額累計額を記載し，押印する。
※自己負担額の助成制度のある市町村や障害者医療証などで徴収しなかった自己負担額についても記載する

21 障害者総合支援法／療養介護医療
〔障害者の日常生活及び社会生活を総合的に支援するための法律による療養介護医療（法第 70 条関係）および基準該当療養介護医療（法第 71 条関係）〕
法別番号 24

障害者総合支援法は，障害者・障害児の福祉の増進を図るとともに，障害の有無にかかわらず安心して暮らすことができる地域社会の実現を目的としています。

様々な障害福祉サービスが規定されていますが，このうち「医療を要する障害者であって常時介護を要するものにつき，主として昼間に，病院や厚生労働省令で定める施設において行われる機能訓練，療養上の管理，看護，医学的管理の下での介護や日常生活上の援助」を**療養介護**と呼び，このうち医療に係るものを「**療養介護医療**」と呼びます。

介護給付費の支給決定を受けた患者が指定障害福祉サービス事業者等から療養介護医療を受けた場合，**療養介護医療費**が支給されます。支給額等は，自立支援医療の定めが準用されます。

特例介護給付費の支給決定を受けた患者が基準該当事業所または基準該当施設から基準該当療養介護を受けた場合は，基準該当療養介護医療費が支給されます。

介護給付費としての療養介護または特例介護給付費としての基準該当療養介護の支給を受けるためには，障害者またはその保護者が居住地の市町村に申請する必要があります。支給が認められた場合，「**療養介護医療受給者証**」（**図表 2-22**）が発行されますので，窓口での確認が必要です。

対象者　18 歳以上の療養介護サービス費の対象者である以下の患者
①重度心身障害者または進行性筋萎縮症患者であって，障害程度区分が区分 5 以上
②気管切開に伴う人工呼吸器による呼吸管理を行っている患者であって，障害程度区分が区分 6 以上

医療機関　指定療養介護事業者または基準該当療養介護事業者である病院（都道府県知事の指定を受ける必要がある）

他の給付との調整
生活保護：対象医療では全額が療養介護医療，基準該当療養介護医療の負担となります。

他の法令：介護保険法，その他医療関係法に基づく給付を受けることができる場合の限度において，障害者総合支援法の給付は行われません。

窓口確認　「療養介護医療受給者証」（**図表 2-22**），「障害福祉サービス受給者証」（**図表 2-23**），「健康保険被保険者証」

公費負担者番号

法別番号		都道府県番号	実施機関番号	検証番号
2	4			

負担割合　原則として 1 割（自己負担上限月額あり）

医療保険 70%	公費	

自己負担額：原則 1 割（負担上限月額あり）

自己負担上限月額

区分	世帯の収入状況	自己負担上限月額
生活保護	生活保護受給世帯	0 円
低所得 1	市町村民税非課税世帯であって障害者または障害児の保護者の収入が 80 万円以下のもの	15,000 円
低所得 2	市町村民税非課税世帯のうち，低所得 1 に該当しないもの	24,600 円
一般	市町村民税課税世帯	40,200 円

これに加え，以下の減免制度（医療型個別減免）があります。
①18 歳〜20 歳未満の対象者については，地域で子どもを育てるために必要な費用と同様の額の負担となるよう，食費および医療の定率負担の軽減が行われる（自

己負担上限月額の階層区分ごと）。一定収入・預貯金額以下の対象者については，さらに社福減免が適用される。

②収入，資産が少なく，負担能力が少ない患者について，一定の「その他生活費」が手元に残るように個別減免が行われる（具体的な減免については市町村等が定めている）。

《食事療養の標準負担に係る取扱い》

　食事療養の標準負担額は，原則として給付対象外ですが，減免により一部公費負担を行う場合は，「療養介護医療費請求書」によって市町村に請求します。

図表 2-22　療養介護医療受給者証

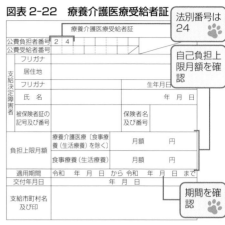

図表 2-23　障害福祉サービス受給者証（抜粋）

様式第3号（第3条関係）

（一）障害福祉サービス受給者証	（二）（三）介護給付費の支給決定内容	（五）計画相談支援給付費の支給内容

（六）利用者負担に関する事項　／　（七）（八）訪問系サービス事業者記入欄　／　（九）短期入所事業者実績記入欄　／　（十）生活介護・自立訓練・就労移行支援・就労継続支援事業者記入欄　／　（十一）療養介護・共同生活援助・施設入所支援事業者記入欄

麻薬及び向精神薬取締法／入院措置
（法第 58 条の 8 関係）
法別番号 22

22

　麻薬及び向精神薬取締法は，麻薬および向精神薬の輸入，輸出，製剤，譲渡，譲受，所持等について必要な取締りを行うとともに，麻薬中毒者（麻薬，大麻，あへんの慢性中毒状態にある者）について必要な医療を行うなどの措置を取ることによって，麻薬および向精神薬の濫用による保健衛生上の危害を防止し，公共の福祉の増進を図ることを目的としています。

　都道府県知事は，届出・通報のあった麻薬中毒者等について，必要があると認めるときは，精神保健指定医に診察させることができます。その結果，麻薬中毒であり，入院させなければ施用を繰り返す恐れが著しいと判断した場合は，入院させて必要な医療を行うことができます（**措置入院**）。入院の期間は当初 30 日を超えない範囲で定められ，継続する必要がある場合には，麻薬中毒審査会の審査を経て，延長期間を決定します。全体の入院期間は，当初の入院時から起算して 6 カ月を超えることはできないとされています。

対象者　麻薬中毒者またはその疑いのある者

医療機関　麻薬中毒者医療施設（①国または都道府県が設置した精神病院，②精神保健および精神障害者福祉に関する法律第 19 条の 8 の規定により指定された精神科病院——のいずれか）

窓口確認

公費負担者番号

法別番号	都道府県番号	実施機関番号	検証番号
2　2			

負担割合　全額公費負担対象で医療保険優先

医療保険 70%	

　　　　　　　　　公費負担 30%
　　　　　（所得割に応じて自己負担あり※）
※　市町村民税の所得割の額によって自己負担が生じる場合がある。年額 56 万 4000 円以下：0 円，56 万 4000 円超：上限月 2 万円

公費負担医療制度

用語解説

麻薬

　あへん，コカイン，モルヒネ，大麻など，麻薬及び向精神薬取締法によって規制を受ける薬物の総称で，同法別表第 1 に規定されています。鎮痛作用や麻酔作用のため診療に欠かせないものですが，連用すると精神的依存を生じさせます。また，使用の中断によって退薬症状（身体的依存）が生じるものもあります。

　医療機関では，都道府県知事の免許を受けた麻薬施用者（医師・歯科医師）でなければ，麻薬の施用や麻薬を記載した処方箋の交付ができません。

　麻薬の管理は，都道府県知事の免許を受けた麻薬管理者（医師・歯科医師・薬剤師）が行います。麻薬の保管や施用に関する記録についても規定があるので，注意が必要です。

向精神薬

　一般的に，主な薬理作用が中枢神経系に働いて精神機能に影響を与える薬物の総称で，麻薬及び向精神薬取締法の対象となる薬剤は，同法別表第 3 に規定されています。

　一般的には，①抗精神病薬（精神病性の精神運動興奮や異常体験に対する鎮静作用をもつ），②抗不安薬（神経症性の不安の改善作用をもつ），③抗うつ薬，④抗躁薬，⑤精神刺激薬——などに分類されます。

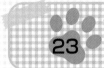

感染症法／一類感染症等の患者の入院

23

〔感染症の予防及び感染症の患者に対する医療に関する
法律による一類感染症等の患者の入院（法第 37 条関係）〕

法別番号 28

　感染症の予防及び感染症の患者に対する医療に関する法律（感染症法）では，感染症に対する迅速かつ的確な対応，蔓延防止，予防について定めています。感染症は，①一類感染症，②二類感染症，③三類感染症，④四類感染症，⑤五類感染症，⑥新型インフルエンザ等感染症，⑦指定感染症，⑧新感染症——の 8 種類に分類されています。

　医師は，一類感染症，二類感染症，新型インフルエンザ等の患者（疑似症患者，無症状病原体保有者を含む）を診断した場合，最寄りの保健所長を経由して，都道府県知事に患者の氏名，年齢，性別，厚生労働省令で定める事項を届け出なければなりません。

　これを受け，都道府県知事が入院の勧告または入院の措置を実施した場合で，患者（疑似症患者，無症状病原体保有者を含む）またはその保護者が保健所に申請し，認められた

ときは，都道府県が次の費用※を負担します（患者や保護者が費用の全部または一部を負担できると判断された場合，自己負担が発生する場合があります）。

①診察
②薬剤または治療材料の支給
③医学的処置，手術およびその他の治療
④病院への入院およびその療養に伴う世話その他の看護

　診療および診療報酬の請求に関する帳簿および書類は，その日から 3 年間（診療録はその完結の日から 5 年間）保存しなければなりません。

　保健所が公費負担を行うと決定したときは，申請者に対して，自己負担月額を明示した**感染症療養費の公費負担決定通知書**（図表2-24）を送付します。感染症指定医療機関の管理者にはその写しが送付されますので，そこに記載されている自己負担限度額を確認する必要があります。

　患者が入院の勧告に従わない場合，都道府県知事は，72 時間を限度として指定医療機関以外の施設に入院させることができます。その後も入院が必要な患者については，10 日を限度として，**特定感染症指定医療機関，第一種感染症指定医療機関，第二種感染症指定医療機関**に入院させる，または入院を勧告することができます。入院の継続が必要な場合は，10 日以内の期間を定めて，入院の期間を延長することができます。

　入院の勧告や入院期間の延長を行うときは，あらかじめ，感染症の診査に関する協議会の意見を聞かなければなりません。

※　感染症指定医療機関において，入院期間中に感染症以外の医療を受けた場合の医療費は，その医療が緊急に必要であり，措置期間中に受療しないと感染症の回復に著しい悪影響があることが明らかな場合に限り，公費負担の対象となる。

図表 2-24　決定通知書の例

```
　　　　　　　　　　　　　第　　　　　号
　　　　　　　　　　　　　　年　月　日

　　感染症療養費公費負担決定通知書

　住　所
　氏　名

　　　　　　　　　　　　長崎市長　　　　印

　　　年　　月　　日付けで申請がありました感染症療
養費については，次のとおり公費負担することを決定しましたので通知します。
```

患者	氏　名		
	住　所		
	生年月日	年　月　日 性別	男・女
自己負担月額		円	
公費負担者番号			
公費負担受給者番号			
公費負担の期間	年　月　日から 年　月　日まで		

自己負担月額を確認

法別番号は 28

期間を確認

《新型コロナウイルス感染症》

　2020 年 2 月 1 日に「指定感染症」に指定され，2021 年 2 月 13 日に「新型インフルエンザ等感染症」に変更されました。当時は，二類感染症と同等の措置が実施され，入院医療費と行政検査の費用は全額公費負担の対象（医療保険優先）とされました。

　その後，2023 年 5 月 8 日からは五類感染症に移行し，現在は診療報酬の特例措置や公費負担の取扱いは終了しています（自己負担が発生）。

公費負担者番号

法別番号	都道府県番号	実施機関番号	検証番号
2 8			

医療機関

一類感染症	特定感染症指定医療機関 第一種感染症指定医療機関
二類感染症	特定感染症指定医療機関 第一種感染症指定医療機関 第二種感染症指定医療機関
新型インフルエンザ等感染症	特定感染症指定医療機関 第一種感染症指定医療機関 第二種感染症指定医療機関

※ 緊急やむを得ない理由により指定外の医療機関に入院した場合は，療養費の支給のかたちで取り扱う

対象者　一類感染症，二類感染症，新型インフルエンザ等感染症，指定感染症の患者

一類感染症	エボラ出血熱，クリミア・コンゴ熱，痘そう（天然痘），南米出血熱，ペスト，マールブルグ熱，ラッサ熱
二類感染症	急性灰白髄炎，ジフテリア，重症急性呼吸器症候群（ベータコロナウイルス属 SARS コロナウイルス），中東呼吸器症候群（ベータコロナウイルス属 MERS コロナウイルス），特定鳥インフルエンザ（H5N1，H7N9）
新型インフルエンザ等感染症	新型インフルエンザ，再興型インフルエンザ

※ 二類感染症のうち疑似症患者が対象となるのはコレラ，細菌性赤痢，腸チフス，パラチフス

負担割合　医療保険適用（申請により自己負担分は公費負担となる）

医療保険	

公費負担（所得割に応じて自己負担あり※）
　※ 市町村民税の所得割の額によって自己負担が生じる場合がある。年額 56 万 4000 円以下：0 円，56 万 4000 円超：上限月 2 万円

公費負担医療制度

図表 2-25　一類感染症，二類感染症患者発生時のフロー図

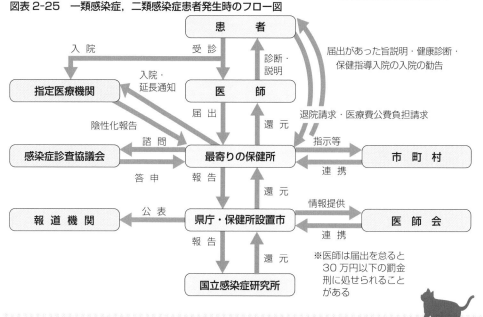

児童福祉法／療育の給付

（法第 20 条関係）

法別番号 17

結核にかかっている児童に対し，その医療だけでなく，入院中の教育面，生活面の支援についても必要な措置としての給付が行われる制度です。

対象患者　結核に罹患しているもので，医師が入院を必要と認めた 18 歳未満の児童。

医療給付は，原則，結核の治療に限られますが，結核に起因する疾病・治療に支障をきたす併発の疾病も給付対象です。

医療機関　指定療育機関（厚生労働大臣または都道府県知事の指定する医療機関）。緊急の場合で，新型コロナウイルス感染症の影響で指定療育機関を受診できない場合，指定外の医療機関でも受診できます。

図表 2-26　療育券

> 児童福祉法の療育の給付の法別番号は 17

療　育　券			
公費負担者番号 1 7		交付年月日	
公費負担医療の受給者番号		令和　年　月　日	
被保険者証の記号及び番号		保険者等の名称	
受　療　者	氏　名		
	生年月日 平成・令和　年　月　日		男・女
申　請　者	氏　名		
	生年月日 大正・昭和・平成・令和　年　月　日		受療者との続柄
	住　所		職　業
指定療育機関	名　称		
	所在地		
診療予定期間	令和　年　月　日から令和　年　月　日まで		
この券の有効期間	令和　年　月　日から令和　年　月　日まで		
上記のとおり決定する。　令和　年　月　日		都道府県知事（市長）	
		氏　名　印	
経由責任者	保健所長	氏　名　印	

> 対象患者の認定は都道府県知事が行う

窓口確認　「療育券」（図表 2-26）の有効期限，および被保険者証の確認。感染症法の予防及び感染症の患者に対する医療に関する法律の「患者票」。

公費負担者番号

法別番号	都道府県番号	実施機関番号	検証番号
1　7			

感染症法との関係　療育の給付を受ける児童が感染症法第 37 条の 2（結核患者に対する公費負担）に該当する場合は，該当医療の 95％が保険給付と感染症法によって負担され，残りの 5％が児童福祉法によって負担されます（ただし，負担能力がある場合には自己負担金が生じます）。

感染症法第 37 条（入院勧告・入院措置を受けた結核患者に対する公費負担）の適用を受ける場合，保険が優先され，自己負担分については感染症法が適用され，児童福祉法による負担はありません。

用語の定義等　児童福祉法でいう「児童」とは，満 18 歳に満たない者であって，図表 2-27 のように分けられています。

また，「障害児」とは，身体障害，知的障害，精神障害のある児童（発達障害者支援法第 2 条第 2 項に規定する発達障害児を含む），障害者総合支援法施行令で定める障害をもつ児童のことをいいます。その他，「妊産婦」とは，妊娠中または出産後 1 年以内の女子のことを指し，「保護者」とは，親権を行う者，未成年後見人その他の者で，児童を現に監護する者と定めています。

請求方法　医療保険各法が優先するので，医療保険と公費の併用表示明細書に記載します。

療育医療は結核罹患者が対象になっているので感染症法が適用されます。感染症法が優先されるため，同法による承認の治療内容が

第1公費で，児童福祉法は第2公費の扱いとなり，「医療保険と2種の公費併用」の扱いとなります。

負担割合 医療保険各法が優先され，医療保険による給付額を控除した額（一部負担金等）が児童福祉法による公費負担の適用対象です。また保護者に経済的負担能力がある場合は，公費負担費用の一部を自己負担することとなっています。負担金はその世帯の所得税額，前年度市町村民税額に基づいて決められます。なお，この自己負担額は，行政機関が直接扶養義務者から徴収するので，医療機関としては徴収しません（図表2-28）。

　保険併用がなされない場合は，公費単独として明細書を作成し請求します。

《保険適用（自己負担なし）の場合》

医療保険 70%	公費 30%

《保険適用（自己負担あり）の場合》

30%

医療保険 70%	公費	自己

自己負担：2万円を上限※

《感染症法第37条の2に該当する（自己負担なし）場合》

感染症法

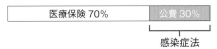

医療保険 70%	公費 25%

公費 5%（児童福祉法）

《感染症法第37条に該当する場合》

医療保険 70%	公費 30%

感染症法

※　世帯全員の総所得税額によって自己負担が生じる場合がある。年額147万円以下：0円，147万円超：上限月2万円

図表 2-27　乳児・幼児・少年の定義

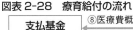

乳児	満1歳に満たない者	
幼児	満1歳から，小学校就学の始期に達するまでの者	
少年	小学校就学の始期から，満18歳に達するまでの者	

図表 2-28　療育給付の流れ

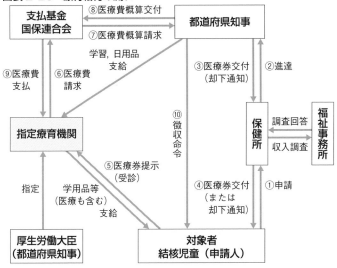

⑧医療費概算交付

支払基金
国保連合会

⑦医療費概算請求

都道府県知事

学習，日用品
支給

③医療券交付
（却下通知）

②進達

⑨医療費
支払

⑥医療費
請求

調査回答

福祉事務所

指定療育機関

⑩徴収命令

保健所

収入調査

指定

学用品等
（医療も含む）
支給

⑤医療券提示
（受診）

④医療券交付
（または却下通知）

①申請

厚生労働大臣
（都道府県知事）

対象者
結核児童（申請人）

25 児童福祉法／肢体不自由児通所医療（法第21条の5の29関係）及び障害児入所医療（法第24条の20関係）

法別番号 79

児童福祉法では，児童を心身ともに健やかに育成するという理念のもとに，**障害児通所支援**や**障害児入所支援**について定めています。

肢体不自由児通所医療は障害児通所支援の一つで，対象児童に対する医療型児童発達支援のうち，治療に係るものです。保護者が市町村に申請し，給付が決定すると，「**障害児通所受給者証**」（図表2-29）が交付され，「**肢体不自由児通所医療受給者証**」（図表2-31）も併せて交付されます。保護者には市町村から自己負担上限を超える額が肢体不自由児通所医療費として支給されます。

障害児入所医療は障害児入所支援の一つで，対象児童に対する障害児入所支援のうち，治療に係るものです。保護者が都道府県等に申請し，給付が決定すると，「**障害児入所受給者証**」（図表2-30）が交付され，「**障害児入所医療受給者証**」（図表2-32）も併せて交付されます。保護者には都道府県から自己負担上限を超える額が障害児入所医療費として支給されます。

負担割合 原則1割（負担上限月額あり），食事療養を除く。

所得区分	負担上限月額
生活保護	0円
低所得1	15,000円
低所得2	24,600円
一般（一般1・2）	40,200円

	肢体不自由児通所医療	障害児入所医療
対象者	医療型児童発達支援の支給決定を受けている児童	障害児入所施設（医療型）に入所している児童
医療機関	指定障害児通所支援事業者等	指定障害児入所施設等
窓口確認	「障害児通所受給者証」（図表2-29）と「肢体不自由児通所医療受給者証」（図表2-31）	「障害児入所受給者証」（図表2-30）と「障害児入所医療受給者証」（図表2-32）

公費負担者番号（肢体不自由児通所医療）

法別番号	市町村コード	検証番号
7 9		

公費負担者番号（障害児入所医療）

法別番号	都道府県番号	実施機関番号	検証番号
7 9			

図表2-29 障害児通所受給者証（大阪市の例）

（一）

障がい児通所受給者証

受給者証番号

通所給付決定保護者：居住地／フリガナ／氏名／生年月日

障がい児：フリガナ／氏名／生年月日／交付年月日

支給市町村及び印　保健福祉センター所長　電話　FAX

（二）

障がい児通所給付費等の決定内容

サービス種別／支給量等／支給決定期間

サービス種別／支給量等／支給決定期間／予備欄

支給決定期間を確認

図表2-30 障害児入所受給者証（大阪市の例）

（一）

障がい児入所受給者証

受給者証番号

入所給付決定保護者：居住地／フリガナ／氏名／生年月日

障がい児：フリガナ／氏名／生年月日／交付年月日

支給都道府県又は市の名称及び印　電話　FAX

（二）

障がい児入所給付費等の決定内容

施設支援の種別及び内容

給付決定期間を確認

給付決定期間　　　から　　　まで

特定入所障がい児食費等給付費の支給内容

支給額

適用期間　　　から　　　まで

利用者負担に関する事項

負担上限月額

適用期間　　　から　　　まで

特記事項

負担上限月額を確認

図表 2-31　肢体不自由児通所医療受給者証

肢体不自由児通所医療受給者証					注意事項欄
公費負担者番号			7	9	法別番号は 79
公費受給者番号					

注意事項欄：

1　この証は、各面をよく読んで大切に持っていてください。
2　医療型児童発達支援を受けようとするときは、必ずこの証に通所受給者証及び医療保険の被保険者証を添えて、指定医療型児童発達支援事業所に提示してください。
3　肢体不自由児通所医療の負担上限額はこの証の負担上限月額欄に記載された金額が一月当たりの上限になります。
4　肢体不自由児通所医療の負担上限月額は毎年通所給付決定保護者の収入等に応じて決定しますので、所定の時期に、この証と認定に必要な関係書類を市町村に提出してください。
5　医療型児童発達支援に係る支給決定期間を経過したときは、肢体不自由児通所医療費の支給を受けられませんので、支給決定期間を経過する前に市町村にこの証を添えて、医療型児童発達支援に係る障害児通所給付費の支給の再申請をしてください。
6　この証の記載事項に変更があったときは、14日以内に、この証を添えて、市町村にその旨を届け出てください。
7　給付決定期間内に居住地を移そうとする場合は、事前に、この証を交付した市町村にご連絡、ご相談ください。
　　また、給付決定期間内に、他の市町村の区域に居住地を移したときは、14日以内に、この証を添えて、この証を交付した市町村に届け出てください。
8　この証を破損したり、汚したり又は紛失したときは、速やかに届け出て、再交付を受けてください。
　　また、再交付を受けた後、紛失したこの証を発見したときは、速やかに、市町村に返してください。
9　受給者の資格がなくなったときは、直ちに、この証を市町村に返してください。
10　不正にこの証を使用した者は、関係法令により処罰されることがあります。

通所給付決定保護者：
フリガナ
居住地
フリガナ　　生年月日
氏名　　　　年　月　日
被保険者証の記号及び番号　　保険者名及び番号
負担上限月額　肢体不自由児通所医療（食事療養を除く）月額　　円
適用期間　年　月　日から　年　月　日まで
交付年月日　年　月　日
支給市町村名及び印

適用期間を確認
負担上限月額を確認

図表 2-32　障害児入所医療受給者証（香川県の例）

障害児入所医療受給者証　　法別番号は 79

注意事項欄：

1　この証は、各面をよく読んで大切に持っていてください。
2　障害児入所医療を受けようとするときは、必ずこの証に医療保険の被保険者証を添えて、指定施設に提示してください。
3　障害児入所医療の負担上限額は、この証の負担上限月額に記載された金額が1月当たりの上限になります（※医療型個別減免等の認定を受けた場合には、減免後の額が表示されています）。
4　障害児入所医療の負担上限月額は、毎年入所給付決定保護者等の収入等に応じて決定しますので、所定の時期に、この証と認定に必要な関係書類を香川県障害福祉相談所に提出してください。
5　給付決定期間を経過したときは、障害児入所医療費の支給を受けられませんので、給付決定期間を経過する前に香川県障害福祉相談所にこの証を添えて、障害児入所給付費の支給の再申請をしてください。
6　この証の記載事項に変更があったときは、14日以内に、この証を添えて、香川県障害福祉相談所にその旨を届け出てください。
7　給付決定期間内に、居住地を他の都道府県等の区域に移すと、この証は、使えなくなります。
　　居住地を移そうとする場合は、事前に、香川県障害福祉相談所に御連絡、御相談ください。
　　また、給付決定期間内に、他の都道府県等の区域に居住地を移したときは、14日以内に、この証を添えて、香川県障害福祉相談所に届け出てください。
8　この証を破損したり、汚したり、又は紛失したときは、速やかに届け出て、再交付を受けてください。
　　また、再交付を受けた後、紛失したこの証を発見したときは、速やかに、香川県障害福祉相談所に返してください。
9　受給者の資格がなくなったときは、直ちに、この証を香川県障害福祉相談所に返してください。
10　不正にこの証を使用した者は、関係法令により処罰されることがあります。

入所給付決定保護者：
フリガナ
居住地
フリガナ　　生年月日
氏名　　　　年　月　日

児童：
フリガナ　　生年月日
氏名　　　　年　月　日
被保険者証の記号及び番号
保険者名
番号

負担上限月額　障害児入所医療（食事療養を除く）月額　　円
　　　　　　　食事療養　月額　　円
適用期間　年　月　日から　年　月　日まで
交付年月日　年　月　日
支給決定者名　香川県　印
問い合わせ先　香川県障害福祉相談所

適用期間を確認
負担上限月額を確認

公費負担医療制度

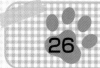

被爆者援護法／一般疾病医療

〔原子爆弾被爆者に対する援護に関する法律
による一般疾病医療（法第18条関係）〕

法別番号 **19**

1945年8月，広島市および長崎市に投下された原子爆弾により被爆した人々に対して，被爆者一般疾病医療機関において，医療の給付等を行う法律です。

この法に基づき行われる被爆者の医療の給付・受給の手続きは**図表2-33**のとおりで，

認定疾病医療の医療給付制度と，一般疾病医療費の支給制度の2種類があります。

一般疾病医療では，認定疾病，遺伝性疾病，先天性疾病，被爆以前にかかった精神病，軽度の虫歯以外，ほぼすべての負傷または疾病が対象となります。

対象患者　被爆者健康手帳（**図表2-34**）の交付を受けている患者。

医療機関　被爆者一般疾病医療機関。緊急の場合で，新型コロナウイルス感染症の影響で一般疾病医療機関を受診できない場合，指定外の医療機関でも受診できます。

被爆者一般疾病医療機関では，被爆者に代わって一般疾病医療費に相当する額を国に請求します。非指定の保険医療機関の場合，一般の保険医療機関と同様に取り扱い，医療保険の自己負担分を被爆者から徴収し，被爆者は「**一般疾病医療費支給申請書**」（**図表2-35**）に請求明細書を添え都道府県知事に支給申請を行います。この場合，受領権限の委任を受けて，保険医療機関がその手続きを代行することができます。

図表2-33　原爆の被爆者の医療給付の流れ

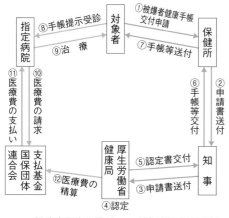

→ 一般疾病医療の給付　　→ 被爆者手帳の交付

図表2-34　被爆者健康手帳

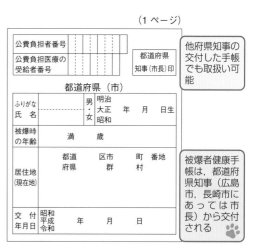

公費負担医療制度

窓口確認 各種「健康保険被保険者証」（生活保護受給者は「受給証明書」）および「被爆者健康手帳」（法別番号 19）。

公費負担者番号

法別番号	都道府県番号	実施機関番号	検証番号
1 9			

支給制限 一般疾病医療費の支給に関しては，以下のような制限があります。

・自己の犯罪行為または故意に負傷し，または疾病にかかったときは，支給は行わない。

・闘争，泥酔または著しい不行跡，または重大な過失により負傷し，または疾病にかかったとき，支給の全部または一部を行わないことができる。

・重大な過失により負傷し，もしくは疾病にかかったとき，または，正当な理由なく療養に関する指示に従わなかったとき，支給の全部または一部を行わないことができる。

医療の範囲
①診療
②薬剤または治療材料の支給
③医学的処置，手術およびその他の治療並びに施術
④居宅における療養上の管理およびその療養に伴う世話その他の看護
⑤病院または診療所への入院およびその療養に伴う世話その他の看護
⑥移送

負担割合 被爆者一般疾病医療機関において医療に要した費用については，医療保険を適用し，その際生じた自己負担分に相当する額について，一般疾病医療費の支給が行われます。

被爆者が生活保護受給者や国保に加入できない地域の外国人のため保険給付ができないときは，一般疾病医療費が 10 割給付となるので，明細に公費単独の表示をして請求します。

また，保険証を提出しない，あるいは未加入者の場合の一般疾病医療費は，自己負担が

図表 2-35 一般疾病医療費支給申請書

申請の際は，請求明細書を添える

様式第 8 号（第 26 条関係）

一般疾病医療費支給申請書

氏　名			性別	生年月日	
居住地	郵便番号		電話番号	（　）	
負傷又は疾病の名称			医療に要した費用		円
併用できる医療保険等の種類	健保・国保（一般退職者）その他（　）		医療に要した費用のうち自己負担額分		円
	本人・被扶養者				
被爆者健康手帳の交付年月日及び番号	昭和　平成　年　月　日　令和		公費負担者番号		
			公費負担医療の受給者番号		
被爆者一般疾病医療機関から医療を受けることができなかった理由					
医療を受けた期間	令和　年　月　日から令和　年　月　日まで			入院　　　日　入院外　　日	
医療を受けた機関	名称及び所在地		〔被爆者一般疾病医療機関・その他〕		
	訪問看護ステーション等の名称及び所在地				
移送等にあっては，その区間等					
支払希望機関	（振込・送金）				

原子爆弾被爆者に対する援護に関する法律第 18 条の規定により，一般疾病医療費の支給を受けたく，関係書類を添えて申請します。

令和　年　月　日

申請者　氏　　名㊞

都道府県知事　　　殿

備考　訪問看護ステーション等の名称及び所在地については，医療を受けた機関が指定訪問看護事業者又は指定居宅サービス事業者（訪問看護）であるときのみ記入すること。

7 割となり，3 割のみを公費として請求することになりますが，公費単独明細書に 10 割請求の場合と同様に記細して支払基金に請求します。この場合「自己負担 7 割」と明記してください。

《保険適用の場合》

医療保険 70%	公費 30%

《生活保護法受給者の場合》

公費 100%

《保険未加入者の場合》

自己負担 70%	公費 30%

保険未加入者の場合，自己負担が 7 割，一般疾病医療費の支給が 3 割となる。

母子保健法／養育医療
（法第 20 条関係）
法別番号 ㉓

養育のため病院または診療所に入院する必要がある**未熟児**に対して，**指定養育医療機関**において，養育に必要な医療を行う制度です。この給付は，移送をのぞき現物給付が原則となっています。実施主体は市町村長です。

対象患者　身体の発育が未熟のまま出生した乳児であって，正常児が出生時に有する諸機能を得るまでに至らないものであり，医師が入院養育を必要と認めたもの。

諸機能を得るに至っていないものとは，次のいずれかの症状を有している場合をいいます。

1　出生時体重 2,000 グラム以下のもの

2　生活力が特に薄弱であって次に掲げるいずれかの症状を示すもの
　1）一般状態
　　・運動不安，痙攣があるもの
　　・運動が異常に少ないもの
　2）体温が摂氏 34 度以下のもの
　3）呼吸器，循環器系
　　・強度のチアノーゼが持続するもの，チアノーゼ発作を繰り返すもの
　　・呼吸数が毎分 50 を超えて増加の傾向にあるか，または毎分 30 以下のもの
　　・出血傾向の強いもの
　4）消化器系
　　・生後 24 時間以上排便のないもの
　　・生後 48 時間以上嘔吐が持続しているもの
　　・血性吐物，血性便のあるもの
　5）黄疸
　　・生後数時間以内に現れるか，異常に強い黄疸のあるもの

医療機関　指定養育医療機関。養育医療を取り扱うためには，養育医療機関として都道府県知事の指定を受けなければなりません。緊急の場合で，新型コロナウイルス感染症の影響で指定養育医療機関を受診できない場合，指定外の医療機関でも受診できます。

担当規定関係　指定養育医療機関は，懇切丁寧に未熟児の養育医療を担当しなければならないとされており，そのほか，以下が主な留意点となります。

1　診療開始時の，当該養育医療券の有効性の確認
2　養育医療に必要な証明書，意見書等の無償交付
3　未熟児に関する診療録を健康保険の例によって作成
4　未熟児が退院するときは，その未熟児と保護者の氏名，居住地，退院年月日を，未熟児の居住地を管轄する保険所長に通知しなければならない

図表 2-36　養育医療券

母子保健法の養育医療の法別番号は 23					
養　育　医　療　券（病院・診療所用）					
公費負担者番号	2 3			交 付 年 月 日	
公費負担医療の受給者番号				令和　　年　月　日	
被保険者証等の記号及び番号		保険者等の名称			
受　療　者	氏　名				
	生年月日	平成令和	年　　月　　日		男・女
申　請　者	氏　名				
	生年月日	大正昭和平成令和	年　月　日	受療者との続柄	
	住　所			職　業	
指定養育医療機関（病院・診療所）	名　称				
	所在地				
診療予定期間	令和　年　月　日から令和　年　月　日まで				
この券の有効期間	令和　年　月　日から令和　年　月　日まで				
上記のとおり決定する。令和　　年　　月　　日　　　　　市町村長　　　　　　　　　　氏　名印					
経由責任者	保健所長　氏　　名印				

実施主体は市町村長

窓口確認 「養育医療券」（図表2-36）と被保険者証の確認。

公費負担者番号

法別番号	都道府県番号	実施機関番号	検証番号
2 3			

請求方法 医療保険と公費の併用表示明細書に公費負担者番号，受給者番号，診療内容等を記入し，当該保険分にまとめて，支払基金または国保連合会に請求します。

負担割合 医療保険各法による医療給付が優先され，健康保険の適用がある場合，自己負担分が公費負担の対象となります。健康保険の適用のない場合は，全額が公費で給付されます。入院時食事療養費の標準負担額は公費で給付がされ自己負担はありません。

なお，保護者に負担能力が認定された場合は，負担能力に応じて，自己負担金が課せられますが，いずれの場合も，自己負担金は当該市町村長から保護者宛てに請求・徴収されるため，医療機関の窓口では徴収する必要はありません（図表2-37）。

療養に要した費用が高額療養費支給制度の支給要件に該当する部分は，保険により給付

図表2-37　養育医療給付の流れ

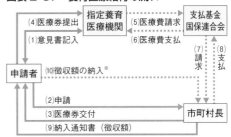

※　自己負担分は市町村長から請求・徴収が行われる

されます。

《保険適用8割（自己負担あり）の場合》

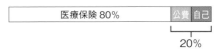

給付の申請 給付の申請者は，未熟児の保護者で，所定の養育医療給付申請書（図表2-38）に養育医療意見書〔医療機関で記入（図表2-39）〕等，低体重児出生届ならびに世帯調書および関係証明書（所得税証明書等），住民票を添付して，当該未熟児の居住地の市町村へ申請します。

図表2-38　養育医療給付申請書

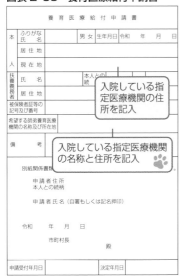

図表2-39　養育医療意見書

（養育医療意見書の内容）

公費負担医療制度

児童福祉法／小児慢性特定疾病医療
（法第 21 条の 5 関係）
法別番号 52

28

　小児慢性特定疾病にかかっている児童について，患児家庭の医療費の負担軽減を図る目的で，医療費の自己負担分の一部を公費によって助成する制度です。

　2015 年 1 月 1 日より児童福祉法が改定され，本制度は「治療研究事業」から「**医療費助成**」の考え方に変更されました。それにより，患者の認定，指定医療機関，指定医（診断書の記載を行う医師）について新たな基準で認定または指定の手続きをした場合のみ医療費の助成が受けられます。実施主体は，都道府県，指定都市及び中核市です。

対象患者　小児慢性特定疾病にかかっており，当該疾病の状態が厚生労働大臣が定める程度である 18 歳未満の者（引き続き治療を必要とする 20 歳未満の者を含む）。

　以下の 16 疾患群が対象となります。詳しい対象疾病は，「小児慢性特定疾病情報センター」にて，開示されています。

①悪性新生物，②慢性腎疾患，③慢性呼吸疾患，④慢性心疾患，⑤内分泌疾患，⑥膠原病，⑦糖尿病，⑧先天性代謝異常，⑨血液疾患，⑩免疫疾患，⑪神経・筋疾患，⑫慢性消化器疾患，⑬染色体又は遺伝子に変化を伴う症候群，⑭皮膚疾患，⑮骨系統疾患，⑯脈管系疾患。

　なお，認定にあたっては指定医の診断を要件とします。

医療機関　受給者証に記載された指定医療機関。緊急の場合で，新型コロナウイルス感染症の影響で指定医療機関を受診できない場合，指定外の医療機関でも受診できます。

窓口確認　「小児慢性特定疾病医療受給者証」（図表 2-40），「自己負担上限額管理票」（図表 2-41），「被保険者証」（あるいは「生活保護受給者証」）。小児慢性特定疾病医療受給者証は，公費負担者番号，受給者番号，および有効期限，適用区分，負担上限月額などを確認します。受給者証の期限は原則 1 年以内と

なっています。また，認定された病名以外では，この医療受給者証は使用できません。

公費負担者番号

法別番号	都道府県番号	実施機関番号	検証番号
5　2			

自己負担上限額管理票　受診した医療機関，保険薬局及び訪問看護ステーションの一部負担額をすべて合算して負担上限額まで徴収します。一部負担金の上限は「**自己負担上限額管理票**」（**図表 2-41**）で管理し，その回の支払いで累計額が上限に達した場合には，徴収額はその上限額までの額とし，医療保険の自己負担額からその回の徴収額をひいた額

図表 2-40　小児慢性特定疾病医療受給者証

小児慢性特定疾病医療の法別番号は 52

小児慢性特定疾病医療受給者証				
公費負担者番号	5　2			
受給者番号				
受診者 氏　名			性別	
受診者 住　　所				
受診者 生年月日				
保護者 氏　名		続柄		
保護者 住　所				
病名				
保険者番号			適用区分	
有効期間				
月額自己負担上限額		入院時食事療養費 自己負担		
自己負担上限額特例	高額長期	重症認定	人工呼吸器等	同一世帯
指定医療機関				
認定条件				

有効期間を確認

　上記のとおり認定します。
　　　　　年　　　月　　　日
　　　　　　　　　　　○○○○知事

を公費請求します。また，上限額に達したあとは当月末まで患者からの徴収は行いませんが，医療費総額については，更新時に新たな自己負担上限額を算定する根拠となるため，自己負担上限額に達した後も自己負担上限額管理表へ記載することが望ましいでしょう。

請求方法 公費の一部負担金を記載したうえで，医療保険と公費の併用表示明細書を作成し，支払基金または国保連合会に請求します。受給者証に記載されている適用区分（患者の高額療養費の所得区分）をレセプトの特記事項の欄に記載します。

負担割合 医療保険各法が優先され，原則2割が自己負担となります（生活保護受給世帯に属する者については，医療保険適用分の全額を本制度により給付します）。自己負担のうち，所得に応じて決められた自己負担上限額を超えた分が公費負担となります。また，入院時食事療養費に係る標準負担額の半額が自己負担となります（**図表2-42**）。

図表2-41 自己負担上限額管理票

記載されている額まで自己負担で徴収し，上限額に達したあとは，負担金を徴収しない

令和 年 月分	自己負担上限額管理票				
受診者名		受給者番号			
	自己負担上限月額				円
					（円）
日付	（指定）医療機関名	医療費介護サービス費総額（10割分）	自己負担額・利用者負担額	自己負担の累計額（月額）	徴収印
上記のとおり自己負担上限月額に達しました。					
日付	（指定）医療機関名				確認印

受診した医療機関，保険薬局，訪問看護ステーションの一部負担金をすべて合算する 🐾

《保険適用7割（自己負担上限額を超えた）の場合》

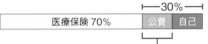

自己負担上限額を超えた分が公費負担となる

図表2-42 小児慢性特定疾病の医療費助成に係る自己負担上限額

階層区分	年収の目安（夫婦2人子1人世帯）		自己負担限度額（患者負担割合：2割，外来＋入院）		
			一般	重症（※）	人工呼吸器等装着者
I	生活保護等		0		
II	市町村民税非課税	低所得I（〜約80万円）	1,250		
III		低所得II（〜約200万円）	2,500		
IV	一般所得I（〜市区町村民税7.1万円未満，〜約430万円）		5,000	2,500	500
V	一般所得II（〜市区町村民税25.1万円未満，〜約850万円）		10,000	5,000	
VI	上位所得（市区町村民税25.1万円〜，約850万円）		15,000	10,000	
入院時の食費			1/2自己負担		

※重症：①高額な医療費が長期的に継続する者（医療費総額が5万円／月）を超える月が年間6回以上ある，②現行の重症患者基準に適合するもの，のいずれかに該当

公費負担医療制度

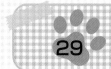

難病法／特定医療
〔難病の患者に対する医療等に関する
法律による特定医療（法第5条関係）〕
法別番号 54

難病法は，原因が不明で治療方法も確立していない「**指定難病**」（2024年6月1日現在，全341疾患）に対する医療の確立・普及を図るとともに，その医療費の負担軽減を目的としています。2015年の法改定に伴い法別番号「54」が設定されました。以下では同法に基づく医療費助成制度について解説します。

なお，法改定前の「**特定疾患治療研究事業**」より継続される助成には，法別番号「51」が設定されています※。

※　①スモン，②難治性の肝炎のうち劇症肝炎，③重症急性膵炎，④プリオン病（ヒト由来乾燥硬膜移植によるクロイツフェルト・ヤコブ病に限る）の医療費助成は特定疾患診療研究事業の予算事業とされ，法別番号51のままとなる。なお，都道府県ごとの指定難病がある場合は都道府県の取扱いによる。

（**対象患者**）　患者の申請に基づき都道府県が指定します。指定難病に罹患した患者で，次のいずれかに該当する場合が対象となります。

①　病状の程度が，厚生労働大臣が厚生科学審議会の意見を聴いて定める程度（個々の指定難病の特性に応じ，日常生活または社会生活に支障があると医学的に判断される程度）の場合

②　①に該当しない軽症者であっても，支給認定の申請のあった月以前の12月以内に医療費総額が33,330円を超える月数が3月以上ある場合

（**医療機関**）　指定医療機関に限る。緊急の場合で，新型コロナウイルス感染症の影響で指定医療機関を受診できない場合，指定外の医療機関でも受診できます。

（**窓口確認**）　「特定疾患医療受給者証」（法別

図表2-43　特定疾患医療受給者証

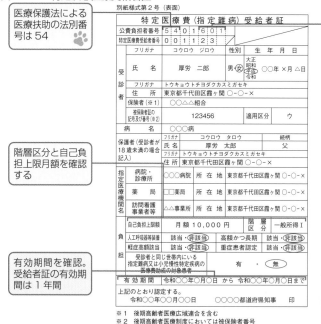

医療保護法による医療扶助の法別番号は54

階層区分と自己負担上限月額を確認する

有効期間を確認。受給者証の有効期間は1年間

実施機関番号は，2018年1月からは「601」。なお，指定都市の場合は「700番台」または「800番台になる」

※「501」の場合は2014年12月以前からの継続患者が受給者証を更新していないことを示しているため，更新された受給者証を確認する必要がある

※2024年4月1日施行の難病法，児童福祉法の改正により，医療費助成の開始時期が「申請日」から「重症化したと診断された日」に前倒しされました。

番号 54）（**図表 2-43**），「自己負担上限額管理票」（**図表 2-44**）

負担割合

① 医療費は保険給付・高額療養費が優先される。

② そのうえで，所得階層ごとの自己負担上限額を適用（その上限額を超える分が公費負担となる）。

③ 自己負担上限額が医療費の 2 割を上回る場合は，2 割が自己負担額となる（上限額は所得や治療状況に応じて設定される）。

階層区分※1	一般	高額かつ長期※2	
			人工呼吸器等装着者
生活保護	0円	0円	0円
低所得Ⅰ	2,500円	2,500円	
低所得Ⅱ	5,000円	5,000円	
一般所得Ⅰ	10,000円	5,000円	1,000円
一般所得Ⅱ	20,000円	10,000円	
上位所得	30,000円	20,000円	
入院時の食費	食事（生活）療養標準負担額を自己負担		

※1 **低所得Ⅰ**：市町村民税非課税（〜年収 80 万），**低所得Ⅱ**：市町村民税非課税（〜年収 160 万），**一般所得Ⅰ**：市町村民税課税以上〜約 7.1 万円（〜年収 370 万），**一般所得Ⅱ**：市町村民税〜約 25.1 万円（〜年収 810 万），**上位所得**：市町村民税約 25.1 万円〜（年収 810 万〜）

※2 新規患者のうち「一般所得Ⅰ」「一般所得Ⅱ」「上位所得」の受診者で，医療費総額が 5 万円を超えた月数が申請を行った月以前の 12 月以内に 6 月以上ある者が該当する。

■一般所得Ⅰ（年収 370 万円以下）の例

《医療費 12 万円の場合》

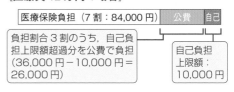

《医療費 30 万円の場合》

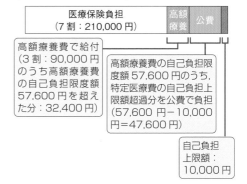

《医療費 4 万円の場合》

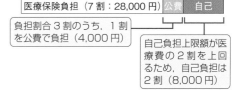

公費負担医療制度

図表 2-44　自己負担上限額管理票

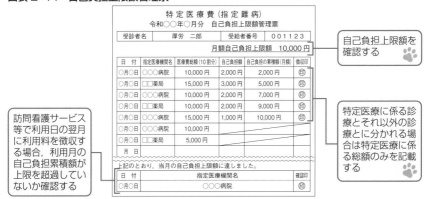

特定疾患治療研究事業

法別番号 51

　原因が不明で治療法が確立していない疾患（いわゆる難病）のうち特定の疾患について，医療の確立・普及と患者の負担軽減を目的として，**特定疾患治療研究事業**が行われています。2015 年 1 月に「難病患者に対する医療等に関する法律」（難病法）が施行され，大部分の疾患は難病（特定）医療費助成制度の対象となりましたが，以下の 4 つの疾患は，引き続き特定疾患治療研究事業の一環として公費負担医療が行われています。

①**スモン**
②**難治性肝炎のうち劇症肝炎**
③**重症急性膵炎**
④**プリオン病（ヒト由来乾燥硬膜移植によるクロイツフェルト・ヤコブ病に限る）**
　※②③は更新のみ，新規申請不可

なお，都道府県で独自に指定している難病がある場合には，同様に取り扱います。

　以前は特定疾患治療研究事業の対象（法別番号 51）であった疾患でも，難病法に移行されたものは法別番号が 54 に変更となっており，原則として指定医療機関でしか給付を受けられませんので，注意が必要です。

対象患者　特定疾患治療研究事業の対象患者
医療機関　契約医療機関（都道府県と事前に委託契約を締結した医療機関）。

　緊急の場合で，新型コロナウイルス感染症等の影響で契約医療機関を受診できない場合，委託契約を締結していない医療機関でも受診できます。

窓口確認　「特定疾患医療受給者証」（**図表2-45**）

公費負担者番号

法別番号	都道府県番号	実施機関番号	検証番号
5　1			

負担割合　全額公費負担となります。

図表 2-45　特定疾患医療受給者証

> 特定疾患治療費の法別番号は 51

特	特定疾患医療受給者証		
公 費 負 担 番 号	5　1		
公 費 負 担 医 療 の 受 給 者 番 号			
受給者	居 住 地		
	氏 名		
	生 年 月 日	明昭大平　年　月　日生	男・女
病 名			
保 険 者（※）			
被保険者証の記号番号（※※）		適 用 区 分	
受療医療機関	所 在 地		
	名 称		
	診 療 科 目		
	所 在 地		
	名 称		
	診 療 科 目		
	所 在 地		
	名 称		
	診 療 科 目		
有 効 期 間	令和　年　月　日 令和　年　月　日		
月 額 自 己 負 担 限 度 額		外来 入院	円 円
都 道 府 県 知 事 名 及 び 印			
交 付 年 月 日	令和　年　月　日		

※　後期高齢者医療広域連合を含む
※※　後期高齢者医療制度においては被保険者番号

> 有効期間を確認（②と③は 6 カ月，他は 1 年）

肝炎治療特別促進事業に係る医療の給付
法別番号 38

B型・C型ウイルス性肝炎に対する抗ウイルス治療の医療費を助成する制度（実施主体：都道府県）です。

対象医療 B型慢性活動性肝炎に対するインターフェロン治療（インターフェロン・ペグインターフェロン単剤），B型慢性肝疾患に対する核酸アナログ製剤治療，C型慢性肝疾患の根治を目的としたインターフェロン治療（インターフェロン・ペグインターフェロン単剤／インターフェロン・ペグインターフェロン＋リバビリン併用／ペグインターフェロン＋リバビリン＋プロテアーゼ阻害剤の3剤併用*），C型慢性肝疾患の根治を目的としたインターフェロンフリー治療。

※ 日本皮膚科学会皮膚科専門医と連携し日本肝臓学会肝臓専門医が常勤する医療機関での実施に限る。

対象医療費の区分（例）

治療等の内容	対象
肝硬変治療，肝癌治療など，抗ウイルス治療と関連がない肝疾患治療費	×
抗ウイルス治療の副作用に対する治療で，投与を継続するためのもの	○
重篤な副作用に対し，投与を中断して行う治療	×
抗ウイルス治療，治療の中断・再開・中止を判断するための検査料	○
抗ウイルス治療の副作用の有無を確認する検査料	○
投与期間終了後の経過観察のための検査料	×
入院時の食事療養・生活療養負担額	×

医療機関 都道府県の指定医療機関等。緊急の場合で，新型コロナウイルス感染症等の影響で指定医療機関を受診できない場合，指定外の医療機関でも受診できます。

負担割合 医療保険で給付した残りの自己負担額から，患者世帯の市町村民税額に応じて（課税年額が23万5000円未満／以上）月額1万または2万円が患者負担，それを超える分が公費負担になります。

《一般例》

世帯の市町村民税により月額1万〜2万円の自己負担。

医療保険給付分（7割）	公費負担

窓口確認 「受給者証」（図表2-46），「自己負担限度月額管理票」（図表2-47）

公費負担者番号

法別番号	都道府県番号	実施機関番号	検証番号
3 8		6 0 1	

受給者証による受診 受給者証の提示があった場合，毎月，「月額自己負担限度額」までを窓口で徴収します。これを超える額は，国民健康保険団体連合会および社会保険診療報酬支払基金への請求となります。

助成期間の延長 下記に該当する場合の延長申請は有効期間内に行う必要があります。

① C型慢性肝炎セログループ（ジェノタイプ）1型・高ウイルス量に対するペグインターフェロンおよびリバビリン併用療法実施患者で要件を満たす場合：6カ月限度

② C型慢性肝炎セログループ（ジェノタイプ）1型に対するシメプレビルを含む3剤併用療法実施患者で，要件を満たし，医師がペグインターフェロンおよびリバビリンをさらに24週投与することが適切と判断する場合：6カ月限度

③ ①②とは別に副作用による休薬等，本人に帰責性のない事由での治療中断がある場合：2カ月限度（ただし再治療およびインターフェロンフリー治療は対象外）

なお，核酸アナログ性剤治療については，本人の申請により1年ごとの更新が可能です。

公費負担医療制度

図表 2-46　受給者証イメージ

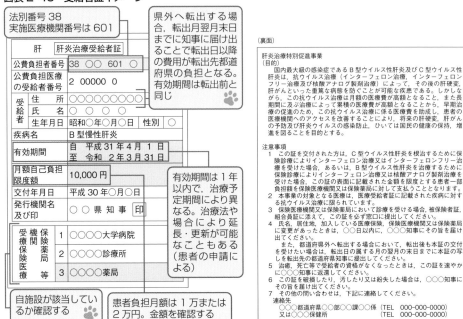

法別番号 38
実施医療機関番号は 601

県外へ転出する場合，転出月翌月末日までに知事に届け出ることで転出日以降の費用が転出先都道府県の負担となる。有効期間は転出前と同じ

肝	肝炎治療受給者証
公費負担者番号	38 ○○ 601 ○
公費負担医療の受給者番号	2 00000 0

受給者	住　所	○○○○○○○○○
	氏　名	○○○○○○○
	生年月日	昭和○年○月○日　性別○
疾病名	B 型慢性肝炎
有効期間	自　平成 31 年 4 月 1 日 至　令和 2 年 3 月 31 日
月額自己負担限度額	10,000 円
交付年月日	平成 30 年○月○日
発行機関名及び印	○○県知事　印

有効期間は 1 年以内で，治療予定期間により異なる。治療法や場合により延長・更新が可能なこともある（患者の申請による）

受療機関保険薬局医療等	保険医療機関保険薬局	1	○○○○大学病院
		2	○○○○診療所
		3	○○○○薬局

自施設が該当しているか確認する

患者負担月額は 1 万円または 2 万円。金額を確認する

（裏面）

肝炎治療特別促進事業
（目的）
　国内最大級の感染症である B 型ウイルス性肝炎及び C 型ウイルス性肝炎は，抗ウイルス治療（インターフェロン治療，インターフェロンフリー治療及び核酸アナログ製剤治療）が可能な疾患である。しかしながら，この抗ウイルス治療は月額の医療費が高額となること，また長期間に及ぶ治療によって累積の医療費が高額となることから，早期治療の促進のため，この抗ウイルス治療に係る医療費を助成し，患者の医療機関へのアクセスを改善することにより，将来の肝硬変，肝がんの予防及び肝炎ウイルスの感染防止，ひいては国民の健康の保持，増進を図ることを目的とする。

注意事項
1　この証を交付された方は，C 型ウイルス性肝炎を根治するために保険診療によりインターフェロン治療又はインターフェロンフリー治療を受けた場合，あるいは，B 型ウイルス性肝炎を治療するために保険診療によりインターフェロン治療又は核酸アナログ製剤治療を受けた場合，この証の表面に記載された金額を保険医療機関又は保険薬局に対して支払うことになります。
2　本事業の対象となる医療は，医療受給者証に記載されている抗ウイルス治療に限られています。
3　保険医療機関又は保険薬局において診療を受ける場合，被保険者証，組合員証に添えて，この証を必ず窓口に提出してください。
4　氏名，居住地，加入している医療保険，保険医療機関又は保険薬局に変更があったときは，○○日以内に，○○○知事にその旨を届け出てください。
　　また，都道府県外へ転出する場合において，転出後も本証の交付を受けたいときは，転出日の属する月の翌月の末日までに本証の写しを転出先の都道府県知事に提出してください。
5　治癒，死亡等で受給者の資格がなくなったときは，この証を速やかに○○○知事に返還してください。
6　この証を破損したり，汚したり又は紛失した場合は，○○○知事にその旨を届け出てください。
7　その他のお問い合わせは，下記に連絡ください。
　連絡先
　　○○都道府県○○部○○課○○係（TEL　000-000-0000）
　　又は○○保健所　　　　　　　（TEL　000-000-0000）

図表 2-47　肝炎治療自己負担限度月額管理表の例

○年○月分　肝炎治療自己負担限度月額管理票
（インターフェロン治療・インターフェロンフリー治療・核酸アナログ製剤治療）

記載例　　　　　　　　　月額自己負担限度額　10,000 円

下記のとおり月額自己負担限度額に達しました。

日　付	医療機関等の名称	確認印
○月○日	○○○○大学病院	印

インターフェロン治療またはインターフェロンフリー治療と核酸アナログ製剤治療を併用する場合であっても，両治療にかかる自己負担の合算額に対する 1 人当たりの限度月額として取り扱う（合計して 2 万円とはならない）

保険適用後の一部負担金（3 割相当）は 4,300 円であったが，患者は，2,050 円を支払うことによって，自己負担限度額である 10,000 円に達するので，「2,050」と記入する

日　付	医療機関等の名称	自己負担額	月間自己負担額累積額	自己負担額徴収印
○月△日	○○○○大学病院	5,700	5,700	印
○月□日	○○薬局	2,250	7,950	印
○月○日	○○○○大学病院	2,050	10,000	印
月　日				
月　日				
月　日				
月　日				
●月◇日	○○○○大学病院（核酸アナログ製剤治療）	2,100	2,100	
●月○日	○○○○大学病院（インターフェロン治療＋核酸アナログ製剤治療）	7,900	10,000	
月　日				
月　日				
月　日				
月　日				

保険適用後の一部負担金（3 割相当額）は 19,600 円（インターフェロン分 17,500 円＋核酸アナログ分 2,100 円）であったが，患者は 7,900 円〔インターフェロン分 7,055 円（89.3％）＋核酸アナログ分 845 円（10.7％）〕を支払うことによって，自己負担限度額の 10,000 円に達するので，「7,900」と記入する

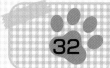

児童福祉法の措置等に係る医療の給付
法別番号 53

児童福祉法では，児童福祉施設等の入所者には特別の措置が定められています。対象者に係る医療の費用は，公費負担の対象となっています（食事の提供に要する費用，居住または滞在に要する費用等を除く）。窓口では，各自治体の児童相談所等から発行された**受診券**の確認が必要です。里親家庭で生活している場合，受診券には，戸籍上の氏名と通称名（里親の姓）が併記されていることがあります。診察券への記載や呼び出しの際には通称名を使用するよう，配慮が求められています。

対象者　下記の施設等の入所者（里親に委託されている児童を含む）。

施設等区分
児童養護施設
児童自立支援施設
福祉型障害児入所施設
医療型障害児入所施設
指定発達支援医療機関※1（肢体不自由児）
指定発達支援医療機関※1（重症心身障害児）
ファミリーホーム※2
児童心理治療施設
乳児院
医療型児童発達支援センター
助産施設
ファミリーホーム・里親
福祉施設（のぞみの園※3）
一時保護所

※1　児童福祉法第6条の2第3項に規定する独立行政法人国立病院機構もしくは国立研究開発法人国立精神・神経医療研究センターの設置する医療機関であって厚生労働大臣が指定するものをいう
※2　児童福祉法第6条の3第8項に規定する「小規模住居型児童養育事業」をいう
※3　障害者の日常生活及び社会生活を総合的に支援するための法律第5条第1項に規定する「独立行政法人国立重度知的障害者総合施設のぞみの園が設置する施設」をいう

医療機関　すべての医療機関

窓口確認　「受診券」（図表2-48）

公費負担者番号

法別番号	都道府県番号	実施機関番号	検証番号
5　3			

負担割合　全額公費負担対象で医療保険優先。扶養義務者がいる場合，医療保険の被扶養者として医療保険と公費の併用の扱いとなりますが，扶養義務者がいない場合は，国保の資格適用外として公費10割給付となります。いずれの場合も，医療機関における一部負担金の徴収はありません。

公費負担医療制度

図表2-48　受診券（埼玉県の例）

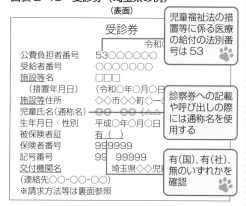

（表面）

受診券

令和○

公費負担者番号　　53○○○○○○
受給者番号　　　　○○○○○○
施設等名　　　　　□□□
（措置年月日）　（令和○年○月○日
施設等住所　　　　◇◇市◇◇町○ー○
児童氏名（通称名）○○　○○（△△
生年月日・性別　　平成○年○月○日
被保険者証　　　　有（　）
保険者番号　　　　999999
記号番号　　　　　99　99999
交付機関名　　　　埼玉県◇◇児
（連絡先○○-○○-○○）
※請求方法等は裏面参照

> 児童福祉法の措置等に係る医療の給付の法別番号は53

> 診察券への記載や呼び出しの際には通称名を使用する

> 有（国），有（社），無のいずれかを確認

（裏面）

≪医療機関の皆様へのお願い≫

この「受診券」（法別53）を持参した患者は，児童福祉法により，埼玉県が児童福祉施設又は里親へ措置している児童です。
保険適用の医療費の自己負担分については埼玉県が負担しますので，窓口での費用徴収はしないようお願いします。

1　請求先は表面の「被保険者証」の記載状況により異なります。

被保険者証	請求先
有（国）	国民健康保険団体連合会
有（社）	社会保険診療報酬支払基金
無	

2　ご不明の場合は，表面の児童相談所までお問い合わせください。

石綿健康被害救済法／医療費の支給

33

〔石綿による健康被害の救済に関する法律
による医療費の支給（法第４条関係）〕

法別番号 66

　法律に基づき，石綿の吸入による指定疾病に対する医療費等を助成する制度です。

対象患者　石綿の吸入による指定疾病（①中皮腫，②肺がん，③著しい呼吸機能障害を伴う石綿肺，④著しい呼吸機能障害を伴うびまん性胸膜肥厚）の認定を受けた患者。患者の申請に基づき独立行政法人環境再生保全機構が認定し，「**石綿健康被害医療手帳**」を交付します。

医療機関　（原則として）保険医療機関，保険薬局。

窓口確認　「石綿健康被害医療手帳」（法別番号 66）（**図表 2-49**）

公費負担者　独立行政法人環境再生保全機構

公費負担者番号

法別番号	都道府県番号	実施機関番号	検証番号
6　6	1　4	1　0　1　1	1

救済給付　救済給付は，①医療費自己負担分，②療養手当（103,870 円／月），③葬祭料（199,000 円），④救済給付調整金です。遺族への給付は，特別遺族弔慰金（280 万円），特別葬祭料（199,000 円）となっています。

　また，労災補償を受けずに死亡した労働者の遺族に対する救済措置として，特別遺族年金 240 万円／年等が設けられています。

負担割合　①医療費は保険給付・高額療養費が優先されます。②そのうえで，自己負担額が公費負担となり，患者の窓口負担はありません。

例）一般の場合（指定疾患とその続発症）

医療保険給付分（7 割）	公費（3 割）

他の給付との関係　業務上の石綿健康被害が認められた場合，労災保険等の給付を受け

図表 2-49　石綿健康被害医療手帳

法別番号 66。
公費負担者は独立行政法人環境再生保全機構

医療手帳使用にあたり医療機関からの事前の申し出は不要

石綿健康被害医療手帳

手帳番号

公費負担者番号	6 6 1 4 1 0 1 1
公費負担医療の受給者番号	
認定者	被 氏 名　　　　　男・女
	生 年 月 日　明治・大正 昭和・平成　年 月 日
	住 所
	認定疾病の名称
交 付 年 月 日	平成　年　　月　　日
有 効 期 限	令和　年　　月　　日
発行機関及び印	独立行政法人 環境再生保全機構

救済給付の対象は石綿吸入による指定疾病（4 種）やその続発症

療養開始日から認定申請日までの期間に５年を加えた期間。
有効期限満了後も指定疾病の継続が認められれば更新される

疾病の名称	治　療			
	治療期間	入院間	入院外入院の別	医療機関の名称

治療の開始時期と終了時期を記入。
治療途中で転院などの場合は開始時期のみを記入

ることができます。一般に救済制度よりも手厚い内容となっているので，対象となる可能性のある患者には情報提供します（**図表 2-50**）。

　健康保険法以外の法令（条例含む）による医療に関する給付（例：原子爆弾被爆者援護法による公費負担医療）が行われる場合は，

その給付の限度において石綿健康被害救済制度による公費負担は行われません。

医療手帳による医療費　レセプト請求（公費併用）の扱いとなります。

受診等証明書の交付

　認定の効力は療養開始日（その日が認定申請日の3年以上前の場合は3年前の日）までさかのぼります。医療手帳交付前の自己負担分を患者が機構に償還払い請求するには、医療機関からの「**受診等証明書**」（**図表2-51**）が必要となります。

図表2-50　救済制度以外の主な制度

職業	担当機関
会社員等	労働者災害補償保険制度 　最寄りの労働基準監督署または労働局
船員	船員保険制度 　全国健康保険協会 船員保険部 　船員保険給付グループ 　TEL：0570-300-800/03-6862-3060
元国鉄職員	元国鉄・アスベスト（石綿）補償制度 　（独）鉄道建設・運輸施設整備支援機構 　　国鉄清算事業管理部 　TEL：045-222-9567 　※ 退職者は JR 各社に問い合わせ
国家公務員	国家公務員災害補償制度 　勤務していた省庁等
地方公務員	地方公務員災害補償制度 　地方公務員災害補償基金（各支部）

※ 元専売公社（現 JT）、元電電公社（現 NTT）にも同様の制度があります。

公費負担医療制度

図表2-51　受診等証明書

石綿による健康被害の救済に関する法律
受診等証明書

申請・請求書番号		手帳番号	
フリガナ	○○○　○○○○　男・女	②受診者の生年月日	明治　大正　××年×月×日 昭和　平成
①受診者氏名	○○　○○		
フリガナ	××××××	××××××	
③受診者の住所	〒×××-××××	○○-○	
④当該証明に係る疾病名	中皮腫	⑤疾病認定（認定の申請に係る疾病）に係る療養を開始した日	平成　○年　○月　○日
⑥医療の内容	約1年前からの左胸痛と息切れを自覚。自宅にて様子をみていたが、増悪してきたため平成○年○月○日に当院総合診療科受診。大量胸水を認め、呼吸器内科に転科、入院精査にて胸膜中皮腫と診断。		

⑦当該証明に係る保険医療費	総額	自己負担額			
		入院	入院外	調剤（院外）	ⓐ自己負担額合計
	1,086,910 円	204,940 円	56,960 円	円	261,900 円

⑧移送された区間及び移送に要した費用	区間	から	まで	ⓑ費用	円
⑨証明合計金額（ⓐ自己負担額合計＋ⓑ費用）　※内訳は裏面に記入					261,900 円
⑩当該証明に係る期間	平成　○年　○月　○日分　～　平成　□年　□月　□日分				

［吹き出し］自院における認定疾病に係る療養を開始した日を記入する

［吹き出し］認定された疾病の名称（付随して発生するいわゆる続発症も含む）を記入する

［吹き出し］症状・経過も併せて記入する

［吹き出し］病院間での転院等で寝台自動車を利用するなど対象となる移送費があった場合に記入する。タクシー代や電車代などの交通費ではないことに注意

当該証明に係る期間は、療養を開始した日から医療手帳公布日の前日まで（手帳交付後も未使用の場合はその期間も含む）となる
※療養を開始した日が当該認定申請のあった日の3年前の日より前である場合には、当該認定の申請のあった日の3年前の日以降の医療費が支給される

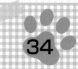

B型肝炎特別措置法／医療費の公費負担制度

〔特定B型肝炎ウイルス感染症給付費等の支給に関する
特別措置法に基づく医療費の公費負担制度〕

34

法別番号 62

集団予防接種等の注射器の連続使用による B型肝炎ウイルス感染被害の認定者のうち，20年の除斥期間が経過した無症候性キャリアの患者さんが，慢性肝炎・肝癌の発症を確認する定期的な検査，または出産時に子のB型肝炎ウイルスへの感染防止のために検査を受けたときに，医療費の自己負担分が公費負担となる制度です。

給付は**社会保険診療報酬支払基金**を通じて行われます。

公費負担の対象医療

1. 定期検査（図表 2-52）

2. 母子感染にかかる医療

母親の血液検査（HBe 抗原/抗体）；子1人につき1回。

公費対象可否一覧　〔「○」は公費対象，「×」は対象外〕

区分	項目	
初・再診料	初診料・再診料/外来管理加算/時間外対応加算/明細書発行体制等加算/妊婦加算/機能強化加算	○
	時間外加算・休日加算・深夜加算/夜間・早朝等加算/検査結果を伝えるのみの再診料/検査結果を伝え，検査後に診察した場合の再診料	×
医学管理等	特定疾患療養管理料，ウイルス疾患指導料，悪性腫瘍特異物質治療管理料，診療情報提供料	×
検査	検体検査判断料，検体検査管理加算，外来迅速検体検査加算，血液採取	○
	パルスドプラ法加算，造影 CT 実施のための「クレアチニン検査」，腹部エコー検査の準備で処方される薬剤，血液化学検査の注に規定する入院時初回加算，超音波検査時の造影剤使用加算	×
画像診断	コンピューター断層診断/画像診断管理加算/造影剤使用加算，造影 CT・造影 MRI に付随する薬剤，電子画像管理加算	○
その他	療養担当手当（入院外）	○

※　特定B型肝炎ウイルス感染者給付金等の支給に関する特別措置法等により公費対象となる定期検査のほかに，公費対象とならない検査項目を併せて検査を実施した場合には，合計項目数に応じた点数に基づく費用を公費負担の対象とする。

図表 2-52　定期検査

定期検査		検査項目	回数
血液検査	血液学的検査	末梢血液一般（赤血球数，白血球数，血色素（ヘモグロビン）測定，ヘマトクリット値，血小板数），末梢血液像，プロトロンビン時間測定（PT），活性化トロンボプラスチン時間測定（APTT）	年4回まで
	生化学的検査（Ⅰ）	AST（GOT），ALT（GPT），ALP，γ-GTP（γ-GT），総ビリルビン（BIL/総），直接ビリルビン（BIL/直），総蛋白（TP），アルブミン（Alb），ChE，総コレステロール（Tcho）	
	生化学的検査（Ⅱ）	α-フェトプロテイン（AFP），PIVKA-Ⅱ，α-フェトプロテインレクチン分画（AFP-L3%）	
	免疫学的検査	HBe 抗原，HBe 抗体	
	微生物学的検査	HBV 核酸定量（HBV-DNA）	
画像検査		腹部エコー（腹部超音波検査）	年4回まで
		造影 CT もしくは造影 MRI または単純 CT もしくは単純 MRI	年2回まで

図表 2-53　受給者証

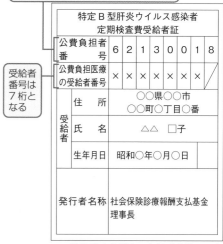

法別番号は「62」
公費負担者番号は「62130018」

特定B型肝炎ウイルス感染者
定期検査費受給者証

| 公費負担者番号 | 6 | 2 | 1 | 3 | 0 | 0 | 1 | 8 |
| 公費負担医療の受給者番号 | × | × | × | × | × | × | × | |

受給者番号は7桁となる

受給者	住　所	○○県○○市○○町○丁目○番
	氏　名	△△　□子
	生年月日	昭和○年○月○日
	発行者名称	社会保険診療報酬支払基金理事長

※　対象者は裁判上の和解手続等での認定者のうち，20年の除斥期間が経過した無症候性キャリアの患者

対象医療と支払いの扱い

定期検査費（受給者本人）	母子感染防止医療費		世帯内感染防止医療費（受給者の同居家族）
	母親分（受給者本人）	子ども分（受給者が出産した子）	
1.【現物給付】受給者は，医療機関の窓口で受給者証を提示することにより，窓口負担が不要になります。	2.【療養費払い】受診者は，医療機関で窓口負担分を支払います。後日，受給者が支払基金に直接窓口負担分を請求します。		

窓口確認

「受給者証」（図表 2-53），「定期検査受診票」（図表 2-54）

公費負担者番号

法別番号	都道府県番号	実施機関番号	検証番号
6 2	1 3	0 0 1	8

法別番号は「62」，公費負担者番号は簡素化・適正化のため「62130018」に設定されています。

いています。

　受給者証を提示された場合，定期検査および母子感染防止医療（受給者本人分）の費用は窓口徴収しません。

　母子感染防止医療費のうち子どもが受ける検査またはワクチンの投与，世帯内感染防止医療については後日，受給者が支払基金に請求しますので，窓口負担分を徴収し，領収書・明細書を渡します。受給者が受給者証を提示できない場合の扱いも同様です。

◆**定期検査の場合**　「定期検査受診票」の受診回数を確認します。年間（1月〜12月）の限度回数を超える検査は公費負担の対象となりません。

◆**母子感染防止医療**　母子感染防止医療は，定期検査とは別に，出産する子どもごとに受診できます。「定期検査受診票」の記載も不要となります。

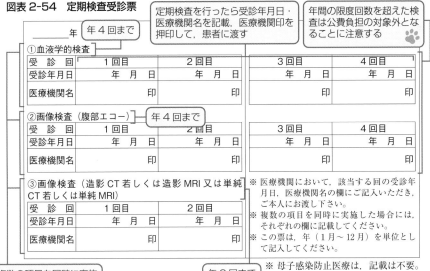

図表 2-54　定期検査受診票

定期検査を行ったら受診年月日・医療機関名を記載，医療機関印を押印して，患者に渡す

年間の限度回数を超えた検査は公費負担の対象外となることに注意する

① 血液学的検査　　年4回まで
受診回	1回目	2回目	3回目	4回目
受診年月日	年　月　日	年　月　日	年　月　日	年　月　日
医療機関名	印	印	印	印

② 画像検査（腹部エコー）　年4回まで
受診回	1回目	2回目	3回目	4回目
受診年月日	年　月　日	年　月　日	年　月　日	年　月　日
医療機関名	印	印	印	印

③ 画像検査（造影 CT 若しくは造影 MRI 又は単純 CT 若しくは単純 MRI）
受診回	1回目	2回目
受診年月日	年　月　日	年　月　日
医療機関名	印	印

※ 医療機関において，該当する回の受診年月日，医療機関名の欄にご記入いただき，ご本人にお渡し下さい。
※ 複数の項目を同時に実施した場合には，それぞれの欄に記載してください。
※ この票は，年（1月〜12月）を単位として記入してください。

複数の項目を同時に実施した場合，それぞれの欄に記入する

年2回まで

※ 母子感染防止医療は，記載は不要。

中国残留邦人等支援法／医療支援給付

〔中国残留邦人等の円滑な帰国の促進並びに永住帰国した中国残留邦人等及び特定配偶者の
自立の支援に関する法律による医療支援給付（法第14条第4項関係）〕

法別番号 25

この法律では，**日本に永住帰国した中国残留邦人・樺太在留邦人およびその配偶者**に対し，地域社会への定着や早期自立，老後の生活の安定を図るための支援制度を定めています。具体的には，老齢基礎年金の満額支給や地域社会における生活支援，医療支援が定められています。

一定の条件を満たすと，**生活保護法による医療扶助と同様の医療支援給付**が受けられます。生活保護と同じく医療券による現物給付方式となりますが，医療券が福祉事務所と医療機関の間で直接送付・提出されるのが異なる点です。有効期間は1カ月で，原則として毎月，受給者番号が変更となる点に注意が必要です。

窓口では，**医療券**に加えて，支援給付の実施機関（市区町村等）が発行する**「本人確認証」**（**図表2-55**）を確認します。

対象者

①本邦に永住帰国した中国残留邦人（樺太在留邦人を含む）で，世帯の収入が一定の基準に満たない者であり，次のいずれの要件も満たす者（特定中国残留邦人等という）およびその配偶者
・1911（明治44）年4月2日以降に生まれた者
・1946（昭和21）年12月31日以前に生まれた者（ただし特例あり）
・永住帰国した日から引き続き1年以上日本に住所を有している者
・1961（昭和36）年4月1日以降に初めて永住帰国した者
②支援給付を受けている中国残留邦人等が死亡後の配偶者
③支援給付に係る改正法施行〔2008（平成20）年4月1日〕前に60歳以上で死亡した特定中国残留邦人等の配偶者で，法施行の際現に生活保護を受けている者

医療機関　生活保護法指定医療機関。緊急の場合で，新型コロナウイルス感染症の影響で指定医療機関を受診できない場合，指定外の医療機関でも受診できます。

窓口確認　「本人確認証」（**図表2-55**），「医療券」（**図表2-56**）

公費負担者番号

法別番号	都道府県番号	実施機関番号	検証番号
2　5			

負担割合　全額公費負担対象で医療保険優先。

支援給付の流れ

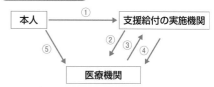

①医療支援給付の申請
・受診の希望を支援給付の実施機関へ連絡
②要否意見書の交付
・給付要否意見書を医療機関に交付
（医療機関は本人の希望に基づき選定）
③要否意見書の提出
・医療機関において，傷病名，医療の要否，治療見込期間等の記入を行い，支援給付の実施機関に提出
④医療券の交付
・患者氏名，有効期間（1カ月単位），受診医療機関，傷病名，本人支払額等を記載した医療券を発行
⑤医療券と本人確認証の確認・受診
・「本人確認証」を医療機関窓口で提示
・「本人確認証」と「医療券」を確認して治療を行う

図表 2-55　本人確認証（例）

（表面）

本人確認証	No

氏　名
生年月日
性　別
住　所

2.5cm
3cm
写真

　上記の者については，中国残留邦人等の円滑な帰国の促進並びに永住帰国した中国残留邦人等及び特定配偶者の自立の支援に関する法律（平成 6 年法律第 30 号）に基づく支援給付の支給決定されていることを証明する。

　　発行日　　令和　　年　　月　　日

　　　　　　　　　　　　実施機関の長　㊞

　この確認証の有効期間は，令和　　年　　月　　日から令和　　年　　月　　日までとする。

（裏面）

（注意）
（1）この確認証は，他人に貸与し，又は譲渡することはできません。
（2）この確認証を紛失したときは，直ちに発行者に届け出て下さい。
（3）この確認証は，次の場合は直ちに発行者に返納してください。
　　①御本人が支援給付を受けなくなったとき。
　　②確認証の記載事項に変更があったとき。
　　③確認証の有効期間が満了したとき。
　　④確認証が使用に耐えなくなったとき。
　　⑤確認証が再交付された後，紛失した確認証を発見したとき。
（4）医療機関で受診する際には，この確認証を窓口に提示して下さい。

図表 2-56　医療券（三原市の例）

様式第 20 号（第 5 条関係）

中国残留邦人等の円滑な帰国の促進並びに永住帰国した中国残留邦人等及び特定配偶者の自立の支援に関する法律等　医療券・調剤券

（　　年　　月分）

公費負担者番号		有効期間	日から　日まで
受給者番号		単独・併用別	単独・併用
氏　名		（男・女）明・大・昭　年　月　日生	
居住地			
指定医療機関名			
傷病名	（1）（2）（3）	診療別	入院　歯科　入院外　調剤　訪問看護
		本人支払額	円
地区担当員名	取扱担当者名		

三原市福祉事務所長　㊞

備考	社会保険	あり（健・共）　なし
	結核予防法第 34 条	あり　　なし
	その他	

備考 1　この用紙は，A 列 4 番白色紙黒色刷りとすること。
　　 2　「指定医療機関名」欄に指定訪問看護事業者の名称を記入する場合には，訪問看護ステーションの名称も併せて記入すること。

公費負担医療制度

コラム　中国残留邦人等とは

　「中国残留邦人等」とは，「中国残留邦人」と「樺太残留邦人」の総称です。彼らは，帰国したときには中高年となっていたため，日本の教育を受けられず，日本語が不自由なため就労にも苦労しました。また，戦後の高度経済成長期には国外にいたため，他の日本人とは違いその恩恵を受けられませんでした。

　このような経緯により，地域にとけ込めない，老後の準備が十分にできないなどの困難があるため，中国残留邦人等には様々な援護が行われています。

〈中国残留邦人〉

　第二次世界大戦の頃，中国の東北地方（旧満州地区）には，開拓団など多くの日本人が居住していましたが，1945 年 8 月 9 日にソ連が日本に宣戦布告し，満州に侵攻したため，多くの人が戦闘の影響や避難中の飢餓疾病で亡くなりました。このようななか，肉親と離別して孤児となり中国の養父母に育てられた人や，やむなく中国に残ることとなった人を「中国残留邦人」と言います。

〈樺太残留邦人〉

　1945 年 8 月 9 日の日ソ開戦時，樺太（千島を含む）には約 38 万人の一般邦人と約 1 万人の季節労働者が居留していました。樺太庁長官は老幼婦女子等を北海道に緊急疎開させましたが，同月 23 日，ソ連軍により緊急疎開は停止されました。

　その後，1959 年まで集団引揚げが行われましたが，様々な事情が障害となって樺太に残留を余儀なくされた人（ソ連本土に移送された人を含む）を「樺太残留邦人」と言います。

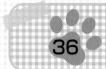

生活保護法／医療扶助
（法第 15 条関係）
法別番号12

　生活保護法に基づく扶助の一つで，困窮のため最低限度の生活を維持することのできない方に対して医療を提供する制度です。

対象患者　生活保護受給者（被保護者）。患者の保護の申請に基づき，福祉事務所長が「**生活保護法医療券・調剤券**」（以下「**医療券**」。原則，毎月更新）を発行します。ただし，急迫した状況では，例外として保護の申請がなくても福祉事務所等の長以外の者によって行うことがあります。

医療機関　指定医療機関に限る。緊急の場合で，新型コロナウイルス感染症等の影響で指定医療機関を受診できない場合，指定外の医療機関でも受診できます。

扶助の流れ　福祉事務所は「医療券」を発行するに当たって，医療扶助を行う必要があるか否かを判断するため，指定医療機関の意見を聞きます。

窓口確認　「生活保護法医療券・調剤券」（法別番号 12）（**図表 2-58**）。医療の提供と支払いの流れは**図表 2-57** のとおりです。なお，患者が「生活保護法医療券・調剤券」（以下「医療券」）を持参せずに受診した場合は以下のように対処してください。

① 被保護者が医療要否意見書を持って受診する場合

　指定医療機関の意見を基に医療扶助を行う必要があるかどうかを決定しますので，被保護者が持参した医療要否意見書に所要事項を記入のうえ，速やかに福祉事務所に返送してください。

　医療券は，医療要否意見書等に記載された意見を基に医療扶助の適用が決定され次第，福祉事務所から医療機関に直接送付されます。

② 被保護者が何も持たずに受診する場合

　上記以外で，医療券を持たない患者が福祉事務所からの連絡なしに受診した場合には，その患者の保護を行っている福祉事務所に連絡してください。

③ 救急患者（要保護者）の場合

　救急で搬送されてきた患者が生活保護法による保護を要すると思われるときは，次の区分に従って，速やかに連絡してください。

（ア）住所または居所のある被保護者：被保護者の住所または居所のある福祉事務所等

（イ）住所または居所がないか明らかでない被保護者：現在被保護者がいるところ（医療機関所在地）を所管する福祉事務所等

負担割合　全額公費負担対象で医療保険優先。

国民健康保険との関係：生活保護を受給した日から国民健康保険の被保険者資格は失われるため，国民健康保険法と生活保護法の併用はありません。

その他の医療保険との関係：その他の医療保険は生活保護法に優先して適用されます。そのため，医療保険の法に定められた自己負担分について生活保護法が適用され

図表 2-57　医療の委託から診療報酬の支払いまでの流れ

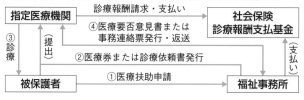

ますが，収入の認定によって扶助の内容は異なります。また，その他の公費負担も生活保護に優先されます。

①生保と医保の併用の場合

医療保険 70%	公費 30%

②生保単独の場合

公費 100%

③生保＋医保＋感染症法（結核）（37条の2）

生保 5%

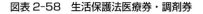

医療保険 70%	感染症法（結核）25%	

※1　他の交付負担医療制度併用の場合は，医療保険と他法が優先され，患者自己負担分についてのみ医療扶助の対象となる（腎透析患者を除く）。

※2　生活保護の対象者で，腎透析を行っている患者について，腎透析については更生医療から，その他については生活保護からの助成となる。

④生保＋難病医療に関する法律（難病）

難病（特定医療費）100%

※1　難病の公費（特定医療費）対象の医療のみの場合は難病単独で請求する。

※2　難病医療の対象外の医療費があれば難病と生活保護の併用で請求する。

明細書の記載について

　生活保護法単独の場合，公費負担単独として社会保険単独とほぼ同様の記載となります。

　医療保険との併用あるいは他の感染症法（結核）や障害者総合支援法，更生医療などとの併用の場合には，明細書の記載方法が一部異なりますので注意が必要です。

公費負担医療制度

図表2-58　生活保護法医療券・調剤券

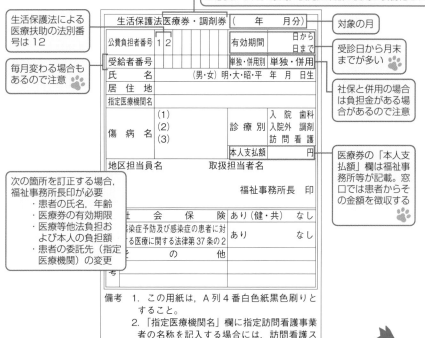

院外処方の場合，病院側では医療券，薬局側では調剤券が必要。また，原則，後発医薬品の使用が義務化された

生活保護法による医療扶助の法別番号は12

毎月変わる場合もあるので注意

次の箇所を訂正する場合，福祉事務所長印が必要
・患者の氏名，年齢
・医療券の有効期限
・医療等他法負担および本人の負担額
・患者の委託先（指定医療機関）の変更

生活保護法医療券・調剤券	（　年　月分）
公費負担者番号 1 2	有効期間　日から　日まで
受給者番号	単独・併用別　単独・併用
氏　名　（男・女）明・大・昭・平　年　月　日生	
居　住　地	
指定医療機関名	
傷　病　名　(1)(2)(3)	診療別　入院　歯科　入院外　調剤　訪問看護
	本人支払額　円
地区担当員名　　取扱担当者名	
	福祉事務所長　印
社　会　保　険　あり（健・共）なし	
染症予防及び感染症の患者に対る医療に関する法律第37条の2　あり　なし	
の　　　他	

対象の月

受診日から月末までが多い

社保と併用の場合は負担金がある場合があるので注意

医療券の「本人支払額」欄は福祉事務所等が記載。窓口では患者からその金額を徴収する

備考　1．この用紙は，A列4番白色紙黒色刷りとすること。
　　　2．「指定医療機関名」欄に指定訪問看護事業者の名称を記入する場合には，訪問看護ステーションの名称も併せて記入すること。

その他の制度

37 旅行者用民間医療保険（外国人患者）

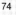

訪日外国人旅行者が加入する旅行者用民間医療保険（海外旅行保険）は，旅行中の予期せぬアクシデントや疾病，怪我によって日本国内の医療機関にて治療等を受けた際に，そこでかかった医療費を保険会社が支払うサービスです（**図表3-1**）。

保険会社によっては，医療費の支払い以外に，医療機関の紹介や，通訳サービスなどを行っているところもあります。

対象患者　健康保険証を所持していない訪日外国人で，旅行保険加入者。

医療機関　日本国内の医療機関。

窓口確認　パスポート（身分証明書）の確認とコピー。

海外旅行保険加入の有無を確認し，加入している場合は，保険証書を確認してコピーを取ります。また，保険が有効かどうかの確認をします。

保険によって補償内容が違い，補償対象外となる場合もあるので，未収金を防ぐためにも，保険会社に電話で有効かどうかを確認します。国外の場合は，コールセンター等を利用します。

保険の請求には，書類に患者の名前を正しいスペルで記載する必要があるので，パスポート等で正式なスペルを確認します。カタカナ書きの診断書や領収書では，支払いが行われない場合もあります。

また，支払方法の希望を確認します。患者がクレジットカードでの支払いを希望し，対応可能であれば，受付時に登録を行います。

さらに，可能であれば治療費の概算額を提示します。

協力医療機関　患者が加入している保険会社と提携している協力医療機関の場合は，保険会社と決められたかたちで手続きを行います。

協力外医療機関　協力医療機関でない場合，支払いのための手続きが必要となります。

まず，患者から保険会社に連絡をし，病院に連絡をもらうよう依頼します。保険会社から診断書や請求書の提出を求められるので，患者の同意を得て手配します。

海外の民間保険会社と支払交渉を行う場合，英語で対応することが基本となります。英語での対応がむずかしい場合，日本の代理店に仲介を依頼することも可能です。

また，支払確約書をもらうまで，保険会社から支払ってもらえるかは確定していないので，すぐに支払確約書を送ってもらうようにお願いし，届いたら，上限金額，期間などの条件を確認します。

なお，保険会社との手続きがむずかしい場合や状況によっては，患者に一時立替払いをしてもらいます。

英文，もしくは患者の国の言語での診断書や領収書を発行し，帰国後に患者自身に払戻し手続きをしてもらうよう依頼します。

図表3-1　訪日外国人の保険加入と治療の流れの例

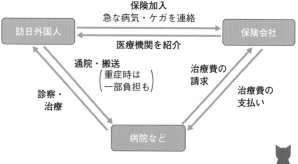

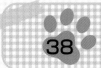

38　労災保険制度（業務災害）

労災保険とは，業務上または通勤途中の労働者の負傷・疾病・障害・死亡に対して，労働者やその遺族のために必要な保険給付を行う保険制度で，正式名称は「**労働者災害補償保険**」といい，法律で定められています。

労災保険が適用されるのは「**業務災害**」または「**通勤災害**」の場合です。ここでは主に「**業務災害**」，そのなかでも特に医療事務に関係する「**療養補償給付**」の解説を行います。

業務災害とは　業務災害とは，業務上の事由により発生した災害のことをいいます。労働者が被ったけがや病気が業務災害かどうかを判断するのは労働基準監督署長です。業務災害であると認定されるには，業務と傷病等の間に「**業務遂行性**」と「**業務起因性**」が認められる必要があります。

業務遂行性：労働者が事業主の支配下にある状態（作業中，作業の準備行為，休憩時間中，出張中など）にあること

業務起因性：業務と傷病等との間に因果関係が存在すること〔事故による疾病（災害性の疾病）と長期間にわたり業務に従事したことによって発症する疾病（職業性の疾病）の２種類がある〕

療養補償給付とは　療養補償給付とは，業務中の労働者に生じた傷病に対する給付で，「療養の給付（現物給付）」と「療養の費用の支給（現金給付）」を総称したものです。

労災指定医療機関（および労災病院）では必要な診療等の療養が現物給付され，やむを得ず非指定医療機関で受診した場合は療養の費用が支給されます。対象となるのは，診察，処置，手術などの治療，入院（看護，給食，室料加算等を含む），薬剤または治療材料，移送費（通院費等を含む）で，当該傷病が「治癒」するまで支給されます。

※　医学的に認められている治療を行っていても，症

状が安定し治療上効果が期待できなくなった状態

対象者　業務災害であると認定された傷病労働者（個人経営の農業，水産業で労働者数５人未満の場合，個人経営の林業で労働者を常時は使用しない場合等を除く）。なお，中小事業主などが例外的に認められる特別加入者制度もあります。

給付方式
《労災指定医療機関の場合》

傷病労働者が労災様式の「**様式5号**」（**図表3-2**）または転医する場合には「**様式6号**」を医療機関に提出することで，その費用を国が医療機関に直接支払います。

《非労災指定医療機関の場合》

療養に要した費用を労働者もしくは会社が一時的に立て替え，後日，申請者の銀行口座に支払った額が振り込まれます。その際に医療機関の証明が必要です。傷病労働者が「**療養補償給付たる療養の費用請求書**」（業務災害の場合「**様式7号（1）**」）を窓口に提出し，医療機関では，医療保険のレセプトと同様に診療費内訳書に明細を記載し，それを診療費の領収書に添付します。傷病労働者がそれを管轄の労働基準監督署の労災課に提出することで給付が受けられます。

窓口確認
《労災指定医療機関の窓口対応例》

① 負傷している患者が来院した場合，受傷原因（業務中・通勤途上）を尋ねる。

② けがの原因が業務・通勤災害によるものであれば労災扱いになることを説明する。

③ 業務災害であれば，患者に会社の総務課（庶務課）に「様式5号」を医療機関へ提出するよう伝えてもらう。また，患者にとって最初に診察を受ける医療機関であるのか，その他の医療機関を受診しているのかを確認し，再診・転医の場合は持参する労災様式（様式6号）を説明する。

その他の制度

図表3-2　様式第5号の記載方法

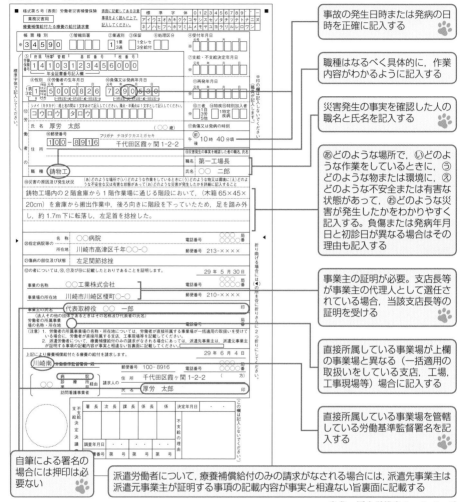

出典：厚生労働省ホームページ

④　労災に関する治療費は労働基準監督署に請求するので，原則的には窓口徴収がない（ただし私病で治療した場合は健康保険の扱いとなる）ことを話す。

《非労災指定医療機関の窓口対応例》

①　負傷している患者が来院した場合，受傷原因（業務中・通勤途上）を尋ねる。

②　労災が確認できたら，自院が非労災指定医療機関であることを話す。

③　治療費については一時立替払いになることを説明し，理解を求める。労災様式は，「様式7号（1）」。なお，治療費については，労災診療費は1点単価が12円または11円50銭（非課税病院）となっているほか，特別な加算などもあるので注意する。

④　傷病者に治療費の請求方法を説明する。

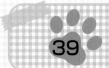

労災保険制度（通勤災害）

労災保険とは，業務上または通勤途中の労働者の負傷・疾病・障害・死亡に対して，労働者やその遺族のために必要な保険給付を行う保険制度で，正式名称は「**労働者災害補償保険**」といい，法律で定められています。

労災保険が適用されるのは「**業務災害**」または「**通勤災害**」の場合です。ここでは主に「通勤災害」，そのなかでも特に医療事務に関係する「**療養給付**」の解説を行います。

通勤災害とは　通勤災害とは，労働者が通勤により被った負傷，疾病，障害または死亡をいいます。この「**通勤**」とは，「就業に関し，①住居と就業の場所との間の往復，②就業の場所から他の就業の場所への移動[※1]，③単身赴任先住居と帰省先住居との間の移動を，一般的（合理的）な経路および方法[※2]で行うこと」です。

※1　外勤者（営業職など）の場合，最初の訪問先から最後の訪問先までの経路を含む

※2　住居と勤務地の間を往復する場合に，一般に労働者が用いるものと認められる経路および方法

療養給付とは　療養給付とは，通勤中の労働者に生じた傷病に対する給付で，「療養の給付（現物給付）」と「療養の費用の支給（現金給付）」を総称したものです。内容は，基本的に労災保険の「業務災害」における「療養補償給付」と同様です。

対象者　通勤災害であると認定された傷病労働者（個人経営の農業，水産業で労働者数5人未満の場合，個人経営の林業で労働者を常時は使用しない場合等を除く）。なお，中小事業主などが例外的に認められる特別加入者制度もあります。

図表3-3　療養（補償）給付までの流れ

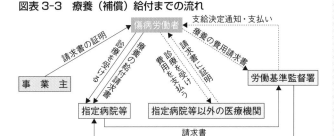

給付方式　（図表3-3）

《労災指定医療機関の場合》

傷病労働者が労災様式の「**様式16号の3**」（図表3-4）または転医する場合には「**様式16号の4**」を医療機関に提出することで，その費用を国が医療機関に直接支払います。

《非労災指定医療機関の場合》

療養に要した費用を労働者もしくは会社が一時的に立て替え，後日，申請者の銀行口座に支払った額が振り込まれます。その際に医療機関の証明が必要です。傷病労働者が「**療養補償給付たる療養の費用請求書**」（通勤災害の場合「**様式16号の5(1)**」）を窓口に提出し，医療機関では，医療保険のレセプトと同様に診療費内訳書に明細を記載し，それを診療費の領収書に添付します。傷病労働者がそれを管轄の労働基準監督署に提出することで給付が受けられます。

窓口確認

《労災指定医療機関の窓口対応例》

① 受傷原因（業務中・通勤途上）を尋ねる。

② けがの原因が業務・通勤災害によるものであれば労災扱いになることを説明する。

③ 通勤災害であれば，患者に会社の総務課（庶務課）に「様式16号の3」を医療機関へ提出するよう伝えてもらう。また，他院を受診しているのかを確認し，再診・転医

その他の制度

図表 3-4　様式第 16 号の 3 の記載方法

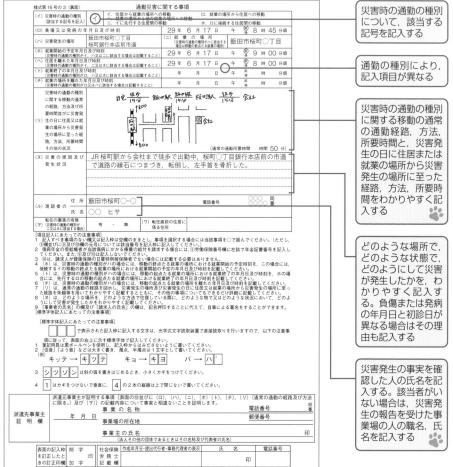

出典：厚生労働省ホームページ

の場合は持参する労災様式「様式16号の4」を説明する。

④　労災に関する治療費は労働基準監督署に請求するので，原則的には窓口徴収がない（ただし私病で治療した場合は健康保険の扱いとなる）ことを話す。

《非労災指定医療機関の窓口対応例》

①　受傷原因（業務中・通勤途上）を尋ねる。

②　自院が非労災指定医療機関であることを説明する。

③　治療費については一時立替払いになることを説明し，理解を求める。労災様式は，「様式16号の5(1)」。なお，治療費については，労災診療費は1点単価が12円または11円50銭（非課税病院）となっているほか，特別な加算などもあるので注意が必要である。

④　傷病者に治療費の請求方法を説明する。

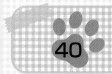

自賠責保険制度

自動車損害賠償保障法では，自動車の運行に伴って生じる人身事故（傷害・死亡）＝人的損害を補償するために，すべての自動車に対し強制的に保険への加入を義務付けています。これを「**自動車損害賠償責任保険**」，通称「**自賠責保険**」と言います。

自賠責保険は，自動車事故の被害者を救済するため，加害者が負うべき損害賠償責任のうち，最低限のものを填補することで基本的な対人賠償を確保することを目的としています。自賠責保険でまかないきれない場合，その補償をカバーする目的で設けられているのが，車両保険や賠償保険といった「**任意保険**」となります。

対象損害と補償額

死亡事故の場合：合計3000万円まで（葬儀費，逸失利益，慰謝料）

傷害事故の場合：合計120万円まで（治療費，休業損害，慰謝料等）

後遺症が残る場合：傷害事故の限度額の程度（1〜14級）に応じて3000万円から75万円まで。なお，神経系統・精神・胸腹部臓器に著しい障害を残して常時介護が必要な場合は4000万円（随時介護は3000万円）（逸失利益，慰謝料等）

加害者請求と被害者請求

加害者が損害賠償金を支払ったあとに保険会社から加害者に損害填補として保険金を支払うというかたちが本来ですが，自賠責では，事故の加害者・被害者のどちらからでも保険金を請求することができます。

加害者請求：加害者が示談成立後，被害者に賠償額を支払い，その額に応じた保険金を保険会社に請求する。

被害者請求：示談成立後に被害者が保険会社に請求する以外にも，損害額が多大になることが明らかな場合，示談成立前でも当面の費用として被害者が一部の保険金を保険会社から受け取る「仮渡金制度」がある。

健康保険・労災保険との関係

一般的に，医療機関では交通事故の治療費を健保より高く設定しており，自賠責保険による治療を優先させていますが，自動車事故による負傷者の治療は健康保険や労災保険で行うこともできます。患者から健保や労災で治療してほしいと申出があった場合，これを断ることはできません。なお，複数の保険から補償を重複して受けることはできません。

自賠責保険の診療費算定基準

1989年に，日本医師会は日本損害保険協会および自動車保険料率算定会（現・損害保険料率算出機構）と協議して，自賠責の算定基準を労災保険診療費の算定基準に準じるかたちで取り決めました。

自賠責保険の診療費は労災保険の算定基準に準拠し，薬剤など「モノ」については単価を12円，その他技術料はこれに20％加算した額を上限とするというものです。これはあくまで上記三者間での申合せであり，必ずしも医療機関レベルで従わなければいけないものではありません。

医療費の支払い

医療費の支払いに関し，現実に最も多いと思われるケースは，任意保険の保険会社が医療機関の治療費をその後の慰謝料などとまとめて支払う「**一括払い**」（任意一括，一括とも）です。強制保険と任意保険の会社が同じでも，異なっていても，任意保険のほうで自賠責保険を立て替えることにより，一括で処理できます。

この場合，保険会社から医療機関に「一括でお願いします」という連絡が来ます。医療機関ではすべてのやりとりを任意保険の会社と行うことになりますが，治療費の減額要求や支払の引き延ばし等も目立つようです。そのため，事前に条件を話し合っておくことも必要とされています。

その他の制度

図表 3-5　第三者行為届の提出説明文

第三者行為による傷病届の提出について

　自動車事故，けんか等の第三者の不法行為により受傷し，健康保険証を使用した場合は，別途の「第三者の行為による傷病届」等をすみやかに提出いただくこととなっています。
　ついては，下記の事項にご留意のうえ提出してください。

記

1. 捺印もれのないようご注意ください。（4か所）
2. 自動車事故の場合は，人身事故の交通事故証明書（原本）を添付してください。
　（自損事故，加害者不明等の場合を含みます）
3. 「自動車損害賠償保険契約等の内容について」は，加害者から聞いて記入してください。
4. 交通事故の場合は，「事故発生状況報告書」（様式11号）を正しく詳細に記入してください。
5. 診断書については「治療を受けている医療機関で記入したものを提出してください。
6. 「念書」（様式12号）は，よく読んで記入捺印してください。
7. 「負傷原因届」も詳しく記入してください。
　なお，不明な点等については下記までご照会いただきますようお願い申し上げます。

図表 3-6　治療費の請求・支払いの仕組み

【強制保険の場合（120万円限度）】

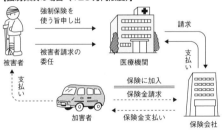

【健康保険を利用する場合】

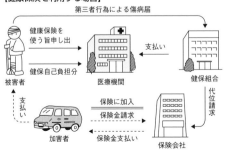

第三者行為による傷病届　保険会社では治療後の慰謝料等に割く金額を確保するために，安くすむ健保で治療してもらうよう被害者に勧めることがあります。それ以外にも，被害総額が高額になりそうな場合や加害者が

図表 3-7　政府保障事業制度※の請求・支払いの仕組み

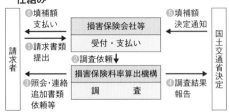

※　自賠責保険の対象とならない「ひき逃げ事故」や「無保険（共済）事故」被害者に対し，健康保険や労災保険等の社会保険の給付や本来の損害賠償責任者の支払いによっても，なお被害者に損害が残る場合に，最終的な救済措置として，法定限度額の範囲内で政府（国土交通省）が損害を填補する制度

　任意保険に入っていない場合など，治療費を健保でまかなったほうが被害者に有利になるケースもあります。
　被害者から健康保険を使用したいという申し出を受けた場合，医療機関では，被害者である被保険者自身が「**第三者行為による傷病届**」を加入している保険者に出す必要があることを説明しなければなりません（**図表3-5**）。通常の支払方法との違いは**図表3-6**のとおりです。
　窓口確認　特にけがで受診する患者についてはけがの原因・理由を確認します。交通事故による受傷であるとわかった場合は，①相手がいるのか，②警察に届出はしているのか——最低でもこの2点を確認しておきたいところです。
　相手がいない場合：自損事故の場合，請求相手がいないため健康保険を使うことになります。ひき逃げの場合も同様ですが，政府保障事業制度（**図表3-7**）を使用することもできます。
　警察への届出：自賠責保険を使用する場合，警察から発行される「事故証明」が必要となりますので，患者には必ず警察に届けるように伝えましょう。また，事故当日は体に異常がないため受診せず，警察に物損事故としての届出を行い，数日後に具合が悪くなって医療機関に受診した場合なども，必ず警察に受診した旨を連絡する必要があります。

41 子どもに関する公費負担医療

現在実施されている子どもに関する医療費助成制度には，いくつかありますが，本項では，自治体ごとに行われている「子どもの医療費の助成制度」「ひとり親家庭の医療費の助成制度」，「独立行政法人日本スポーツ振興センター法による災害共済給付制度」を取り扱います。

なお，一般的な内容を取り扱うため，自治体によって対象年齢や内容に差異があることにご留意ください。

■子どもの医療費に関する助成制度

医療保険制度における子どもの自己負担額（3割，小学校入学前までは2割）分について，各自治体が助成する制度です。

自治体により対象年齢や所得制限の有無，助成内容・金額等に違いはありますが，すべての自治体で実施されています。

申請を行うことで「乳幼児医療証」もしくは「子ども医療証」（図表3-8）が交付され，医療機関の窓口で本証を提示すると，無償もしくは自己負担分の一部のみで受診できます。

対象　助成の対象となるのは以下を満たす場合です。
・保護者と子どもが，ともに該当自治体に住民票を有する
・子どもが日本国内の健康保険に加入している
・一部自治体においては，生計中心者の所得が所得制限限度額未満である

対象外となる場合　以下に該当する場合，本制度の助成の対象とはなりません。
・国民健康保険または社会保険等に未加入
・生活保護を受けている（医療券を使う場合）
・児童福祉施設（保育所，通所利用施設を除く）に措置により入所して，健康保険の適用を受けていない

・子どもが小規模住居型児童養育事業を行う者または里親に委託されている
・他の医療費助成（重度障害者医療費助成等）を受けている

認定期間　医療証の更新が必要な自治体では，おおむね1年ごとの更新となります。ただし，制度の対象となる上限の年齢の場合，その年齢に達する日以後の最初の3月31日までが認定期間となるため，該当年齢の年は，子どもによって認定期間が異なる場合がありますので，医療証の有効期間に注意してください。

また，対象の年齢に達することで「乳幼児医療証」から「こども医療証」に切り替わる自治体では，3月31日までが「乳幼児医療証」の認定期間となり，切り替わった最初の年の4月1日から有効期間までが「子ども医療証」の認定期間となります。

図表3-8　子ども医療証（東京都の例）

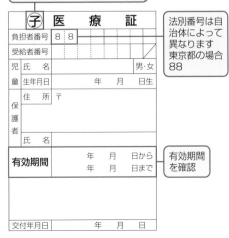

その他の制度

助成内容　医療保険の対象となる医療費，薬剤費，治療用装具等の自己負担分もしくは自己負担分の一部。

ただし，入院と通院で自己負担金に違いがあったり，食事療養費も助成の対象となる場合があるなど，自治体によって助成内容は異なります。

助成されないもの　多くの自治体で，以下のものは助成の対象外となります。
・保険対象外の診療費，健康診断，予防接種，薬容器代，文書料，差額ベッド代等
・保育所，幼稚園，学校等の管理下でのケガや疾病で，日本スポーツ振興センター法の適用を受ける場合

他の医療費助成制度がある場合　養育医療，育成医療，小児慢性疾患等の医療費助成制度が適用される疾患の場合は，各医療券に表記されている自己負担額までが本制度での助成の対象となります。

高額療養費等に該当した場合　高額療養費に該当した場合，助成額は自己負担限度額相当額となります。

健康保険組合等から家族療養費付加給付金が支給されるときは，付加給付金を差し引いた額となります。

窓口確認　「健康保険証」，「**乳幼児医療証**」もしくは「**子ども医療証**」（図表3-8）。一部自己負担金がある自治体では，その金額（「子ども医療証（乳幼児医療証）」に金額等が記載されていることが多い）を確認します。

現金助成　以下に該当する場合等では，いったん保険診療の自己負担分を医療機関の窓口で支払い，後日，対象者が手続きを行うことで助成分の金額が返還される場合があります。
・医療証の該当する自治体外や医療証を取り扱わない医療機関で受診した場合
・医療証を忘れて受診した場合
・補装具等を購入した場合

■ひとり親家庭等医療費助成事業

母子・父子家庭，父または母が障害である家庭など，いわゆる「ひとり親家庭等」の

図表3-9　ひとり親医療証（東京都の例）

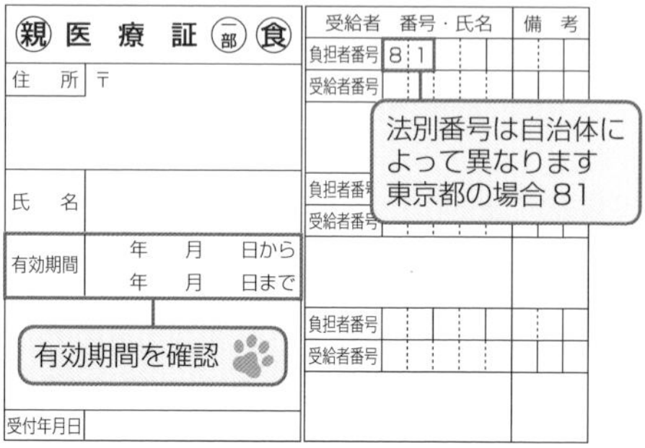

法別番号は自治体によって異なります
東京都の場合81

生活の安定と自立を支援し，ひとり親家庭等の福祉の増進を図るため，医療費の一部負担金を各自治体が助成する制度です。

自治体により，支給内容や所得限度額等の詳細が異なります。

子どもだけでなく，ひとり親家庭等の父または母や養育者も本助成の対象となります。

申請を行うことで「**ひとり親医療証**」（図表3-9）（自治体によっては「福祉医療証」など，名称が異なる場合がある）が交付され，医療機関の窓口で本証を提示することで，無償もしくは自己負担分の一部のみで受診できます。

ひとり親家庭等　「ひとり親家庭等」とは，次のいずれかに該当する家庭を言います。
・父母が離婚した
・父または母が死亡した
・父または母に一定の障害がある
・父または母の生死が明らかでない
・父または母に児童が1年以上遺棄されている
・父または母が裁判所から配偶者からの暴力（DV）で保護命令を受けた
・父または母が1年以上拘禁されている
・母が未婚で懐胎した
・父母死亡，父または母が児童を監護しない
・その他の理由で父または母がいない

対象　当該自治体に住所があり，日本国内の健康保険に加入し，所得制限額を超えないことが条件となり，以下の者が助成制度の対象となります。

・ひとり親家庭等の父または母（父または母が一定の障害のある状態を含む。この場合，原則として障害の状態にない父または母）
・**両親がいない児童等を養育している養育者**
・**ひとり親家庭等の児童または養育者に養育されている児童**

　なお，対象となるのは，子どもが18歳に達した年度の末日（一定の障害がある場合は20歳未満）までです。

対象外となる場合　以下の場合は，助成の対象となりません。
・国民健康保険または社会保険に未加入
・生活保護などを受けている方
・児童福祉施設等に措置入所されている方（里親，里子を含む）
・その他，国等の公費負担によって，医療費の全額支給を受けとることができる方
・重度障害者医療費助成制度により医療証の交付を受けており，医療費の助成を受けることができる方
・こども医療費助成制度により医療証の交付を受けている方で，医療費の助成を受けることができる方
・母または父等の所得が限度額以上の方

認定期間　おおむね1年ごとの更新となりますが，自治体によって認定期間や更新時期が異なりますので，医療証の有効期限に注意してください。

助成内容　医療機関において入院・通院した際に支払う医療保険の自己負担分，もしくは自己負担分の一部が助成されます。医療費，薬剤費，治療用装具等の一部負担金が該当します。入院時食事療養・生活療養標準負担額等の助成の有無は，自治体によって異なります。

助成されないもの　以下のものは，助成の対象外となります。
・保険対象外の診療費，健康診断，予防接種，薬容器代，文書料，差額ベッド代等
・保育所，幼稚園，学校等の管理下でのケガや疾病等で，日本スポーツ振興センター法の適用を受ける場合
・健康保険組合等から支給される高額療養費，付加給付に該当する医療費
・他の公費医療で助成される医療費

窓口確認　「健康保険証」，「ひとり親医療証」（図表3-9）。両方の提示がない場合は，この制度による助成は行いません。

現金助成　以下に該当する場合等では，いったん保険診療の自己負担分を医療機関の窓口で支払い，後日，対象者が手続きを行うことで助成分の金額が返還される場合があります。
・医療証の該当する自治体外や医療証を取り扱わない医療機関で受診して自己負担分を支払った場合
・医療証を忘れて受診して自己負担分を支払った場合
・補装具等を購入した場合

■独立行政法人日本スポーツ振興センター法による災害共済給付制度

　義務教育諸学校，高等学校，高等専門学校，幼稚園，幼保連携型認定こども園，高等専修学校，保育所等（国立，公立，私立の別を問いません）の学校管理下における児童・生徒等の病気やケガなどに対して行われる災害共済給付制度です。

　独立行政法人日本スポーツ振興センター法に基づき実施されているもので，災害共済給付（医療費，障害見舞金および死亡見舞金の支給）に要する経費を，国，学校（園）の設置者，保護者の三者が負担する互助共済制度です。

　学校では，入学（園）の際，保護者の同意を得たうえで，共済掛金を集め，学校の設置者が一括加入の手続きを行います。翌年度からは，共済掛金を納めることで加入は継続されます。共済掛金は，学校種ごとに定められています。

給付内容　学校の管理下（図表3-10）で生じた負傷，疾病（文部科学省例で定めるもの[*1]）に対して，療養に要する費用の額が5,000円以上のもの[*2]の場合，医療保険並の療養に要する費用の4/10（そのうちの1/10の分は，療養に伴って要する費用として加算される分）が医療費として給付されます。

その他の制度

なお，高額療養の対象となる場合は，自己負担額に「療養に要する費用月額」の1/10を加算した額，また，入院時食事療養の標準負担額がある場合は，その額を加算した額が給付されます。

同一の災害の負傷または疾病については，初診から最長10年間，医療費が給付されます。

その他，学校の管理下での負傷及び疾病が治った後に残った障害や，死亡した場合にも見舞金が支払われます。

※**1　文部科学省令で定める疾病**
　学校給食等による中毒，ガス等による中毒，熱中症，溺水，異物の嚥下または迷入による疾病，漆等による皮膚炎，外部衝撃等による疾病，負傷による疾病

※**2**　「**療養に要する費用の額が5,000円以上のもの**」とは，初診から治癒までの間の医療費総額（医療保険でいう10割分）が5,000円以上の場合をいいます。

窓口　窓口では，保護者から渡された「医療等の状況」（**図表3-11**），「治療用装具・生血　明細書」（治療用装具等を購入した場合）に記入し，保護者に渡す必要があります。なお，「医療等の状況」は，療養月ごとに作成し，総医療費（10割分の点数）を記入します。

給付の制限　以下の場合は，災害共済給付金の給付が行われない場合があります。

・災害共済給付の給付事由と同一の事由について，損害賠償を受けたときは，その価額の限度において，給付は行われません。

・他の法令の規定によって，国または地方公共団体の負担による給付等（児童福祉法の育成医療等）を受けたときは，その受けた限度額において，給付は行われません。

・生活保護法による保護を受けている世帯に属する義務教育諸学校及び保育所の児童生徒に係る災害については，医療費の負担がないため医療費の給付は行われません（障害見舞金および死亡見舞金の給付は行われます）。

・災害共済給付を受ける権利は，その給付事由が生じた日から2年間を過ぎると時効になり，権利がなくなります。

・多数の住民が被害を受けた風水害・震災等の場合は，災害共済給付は行われません。

・高等学校の生徒及び高等専門学校の学生の故意または重大な過失による場合は，災害共済給付の一部または全部の給付を行わない場合があります。

図表3-10　学校の管理下の範囲

学校の管理下となる場合	例
①学校が編成した教育課程に基づく授業中（保育所等における保育中を含む）	各教科，特別活動中（ホームルーム，遠足，修学旅行，大掃除など）
②学校の教育計画に基づく課外指導中	部活動，林間学校，臨海学校，進路指導など
③休憩時間及び，校長の指示又は承認に基づいて学校にいる場合	始業前，業間休み，昼休み，放課後
④通常の経路及び方法により通学する場合（保育所等への登園・降園を含む）	登校（登園）中，下校（降園）中
⑤学校外で授業が行われるとき，その場所，集合・解散場所と住居・寄宿舎との間の合理的な経路，方法による往復中	鉄道の駅で集合，解散が行われる場合の駅と住居との間の往復中など
⑥学校の寄宿舎にあるとき	

図表3-11　医療等の状況

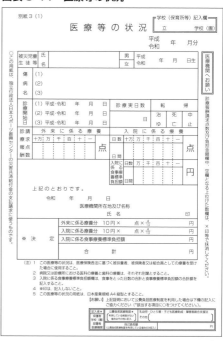

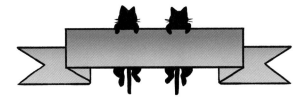

資　　料

患者の自己負担と高額療養費制度

■患者の負担と負担限度

　医療保険では療養にかかった費用の全額が給付されるわけではなく，患者が負担しなくてはならない部分があります（主なものは以下）。

① **医療保険上の自己負担**（保険種別や年齢により給付割合が決まっており，給付されない部分が自己負担となります）

② **入院時食事療養費と入院時生活療養費の標準負担額**

③ **保険外併用療養費に係る特別の料金**

■保険給付と患者負担

　医療保険における保険給付の割合と患者負担の割合は以下のとおりです。

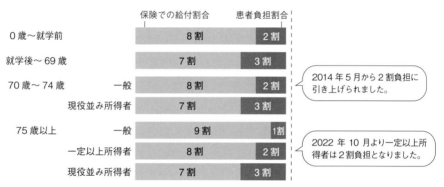

(1) 後期高齢者…高齢者医療確保法による給付対象者。
(2) 高齢受給者…健康保険により給付される。
(3) 現役並み所得者…①健保：標準報酬月額 28 万円以上の者，②国保：課税所得 145 万円以上の者等
　　（例外規定あり）
(4) 一定以上所得者…①課税所得 28 万以上，かつ②単身世帯は年収 200 万円以上，複数世帯は後期高齢者の年収合計 320 万円以上。なお，外来受診においては，施行後 3 年間（2025 年 9 月末まで），1 月分の負担増を最大 3000 円とする措置がとられる。

■高額療養費制度

　保険診療を受けた時，患者には自己負担が発生しますが，その負担額には月ごとに限度額が設けられています。限度額を超えた部分は，「高額療養費制度」により保険給付されます。なお，自己負担限度額は，患者の年齢や所得に応じて異なります。

（例）3 割負担の患者（年収約 370 万〜 770 万円の人）が，1 月に 100 万円の医療を受けた場合

	医療費の総額 100 万円	窓口負担	
保険給付 70 万円（医療費の 7 割）		8 万 7430 円	21 万 2570 円
		↑患者の負担	↑高額療養費

※患者の負担＝8 万 100 円＋〔（100 万円－26 万 7000 円）×1％＝7330 円〕＝8 万 7430 円
※高額療養費＝100 万円－（70 万円＋8 万 7430 円）＝21 万 2570 円

高額療養費制度（70歳未満）

対象者		自己負担限度額（月額）	多数該当
【区分ア】 （年収約1160万円以上）	健保：標準報酬月額83万円以上 国保：年間所得901万円超	252,600円＋（医療費－842,000円）×1％	140,100円
【区分イ】 （年収約770万～1160万円）	健保：同53万～79万円 国保：同600万～901万円	167,400円＋（医療費－558,000円）×1％	93,000円
【区分ウ】 （年収約370万～770万円）	健保：同28万～50万円 国保：同210万～600万円	80,100円＋（医療費－267,000円）×1％	44,400円
【区分エ】 （年収約370万円以下）	健保：同26万円以下 国保：同210万円以下	57,600円	
【区分オ】（住民税非課税）		35,400円	24,600円

★**高額長期疾病患者**（慢性腎不全，HIV，血友病の患者）：自己負担限度額（月）は**1万円**。ただし，人工透析を要する上位所得者（標準報酬月額53万円以上）は**2万円**

(1) 70歳未満の自己負担限度額は，①**医療機関ごと**，②**医科・歯科別**，③**入院・外来別**――に適用。保険外併用療養費の自己負担分や入院時食事療養費・入院時生活療養費の自己負担分については対象外
(2) **多数該当**：直近1年間における4回目以降の自己負担限度額（月額）
(3) **世帯合算**：同一月に同一世帯で2人以上がそれぞれ21,000円以上の自己負担額を支払った場合，その合算額に対して高額療養費が適用される

高額療養費制度（70歳以上）

対象者（70歳以上）	自己負担限度額（月額）		多数該当
	世帯単位（入院・外来）	個人単位（外来）	
【現役並所得Ⅲ】（年収約1160万円以上） 標準報酬月額83万円以上／課税所得690万円以上	252,600円＋（医療費－842,000円）×1％		140,100円
【現役並所得Ⅱ】（年収約770万～1160万円） 標準報酬月額53万～79万円／課税所得380万円以上	167,400円＋（医療費－558,000円）×1％		93,000円
【現役並所得Ⅰ】（年収約370万～770万円） 標準報酬月額28万～50万円／課税所得145万円以上	80,100円＋（医療費－267,000円）×1％		44,400円
【一般】（年収約156万～370万円） 標準報酬月額26万円以下／課税所得145万円未満	57,600円	18,000円／年間 上限144,000円	44,400円
【低所得者Ⅱ】（住民税非課税）	24,600円	8,000円	
【低所得者Ⅰ】（住民税非課税／所得が一定以下）	15,000円	8,000円	

★**高額長期疾病患者**（慢性腎不全，HIV，血友病の患者）：自己負担限度額（月）は**1万円**

(1) 「低所得者Ⅱ」は世帯員全員が①市町村民税非課税者，あるいは②受診月に生活保護法の要保護者であって，自己負担限度額・食事標準負担額の減額により保護が必要でなくなる者
(2) 「低所得者Ⅰ」は世帯員全員が「低所得者Ⅱ」に該当し，さらにその世帯所得が一定基準以下
(3) 70歳以上の自己負担限度額は，**世帯単位（入院・外来含む）・個人単位（外来のみ）**別――に適用。保険外併用療養費の自己負担分や入院時食事療養費・入院時生活療養費の自己負担分については対象外
(4) **多数該当**：直近1年間における4回目以降の自己負担限度額（月額）
(5) **世帯合算**：同一月に同一世帯内でかかった自己負担額の合算額に対して高額療養費が適用される

■状況に応じた限度額の細かな規定

(1) 世帯単位での合算額の限度

0～69歳の患者同士：負担額が21,000円（合算対象基準額）を超える場合のみ，合算できる。

70～74歳の患者同士，75歳以上の患者同士：負担額を問わず，すべて合算できる。

0～69歳と70～74歳の患者：0～69歳は負担額が21,000円（合算対象基準額）を超える場合のみ，70歳以上と合算する。

0～74歳と75歳以上の患者：世帯合算できない。別々の自己負担限度額まで支払う。

(2) 複数月にわたって対象となる場合の限度額

高額療養費の支給を受けた月が1年間（直近12カ月間）に3回以上あった場合，4回目から限度額がさらに引き下げられます（多数該当の自己負担限度額）。

保険外併用療養費制度

■保険外併用療養費

　被保険者が次に示す特別なサービス（選定療養）や保険導入前の医療（評価療養，患者申出療養）を受けた場合，その特別なサービスや医療についての料金が患者の自己負担とされ，基礎的医療に係る部分が保険外併用療養費として現物給付されます。

■保険外併用療養費の種類（主なもの）

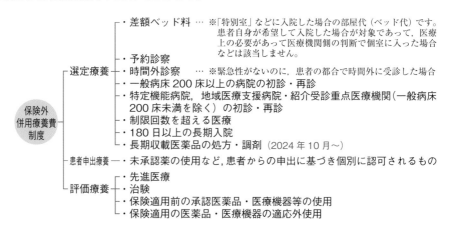

保険外併用療養費制度

選定療養
- 差額ベッド料 … ※「特別室」などに入院した場合の部屋代（ベッド代）です。患者自身が希望して入院した場合が対象であって，医療上の必要があって医療機関側の判断で個室に入った場合などは該当しません。
- 予約診察
- 時間外診察 … ※緊急性がないのに，患者の都合で時間外に受診した場合
- 一般病床 200 床以上の病院の初診・再診
- 特定機能病院，地域医療支援病院・紹介受診重点医療機関（一般病床 200 床未満を除く）の初診・再診
- 制限回数を超える医療
- 180 日以上の長期入院
- 長期収載医薬品の処方・調剤（2024 年 10 月～）

患者申出療養 ── 未承認薬の使用など，患者からの申出に基づき個別に認可されるもの

評価療養
- 先進医療
- 治験
- 保険適用前の承認医薬品・医療機器等の使用
- 保険適用の医薬品・医療機器の適応外使用

■保険外併用療養費と患者負担

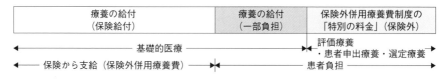

療養の給付（保険給付）	療養の給付（一部負担）	保険外併用療養費制度の「特別の料金」（保険外）

基礎的医療 ── 評価療養・患者申出療養・選定療養
保険から支給（保険外併用療養費）── 患者負担

【請求例】（患者の年齢：50 歳，入院日数：20 日）
(1) **基礎的医療（入院医療費）**：30 万円（入院時食事療養費は省略）
(2) **選定療養（差額ベッド代）**：1 日 1 万円 ──の場合
→ ①保険外併用療養費（保険給付分）＝30 万円 ×0.7＝21 万円
　②療養の給付の「一部負担」＝30 万円 ×0.3＝9 万円
　③選定療養の「特別の料金」＝1 万円 ×20 日 ×1.1（消費税）＝22 万円
　④患者の窓口負担額＝②9 万円＋③22 万円＝31 万円

■保険外併用療養費と消費税

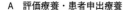

A　評価療養・患者申出療養

── 非課税 ──		
保険外併用療養費	患者一部負担金	保険外負担金

B　選定療養

── 非課税 ──		── 課税 ──
保険外併用療養費	患者一部負担金	保険外負担金

■保険外併用療養費の種類と内容

◆評価療養

A　医療技術に係るもの

●**先進医療**：既存の技術より優れた効果をもつ「先進技術」として承認されたもの。有効性・安全性が確認されたうえで承認される。

B　医薬品・医療機器・再生医療等製品に係るもの

【治験に係るもの】
●**医薬品の治験に係る診療**：検査・画像診断・投薬・注射に係る診療の費用を治験依頼者から徴収できる。
●**医療機器の治験に係る診療**
●**再生医療等製品の治験に係る診療**
【保険適用前の承認医薬品・医療機器等の使用】
●**薬価基準収載前の承認医薬品の投与**：特別の料金の徴収は，医薬品医療器等法の承認を受けた日から起算して90日以内に行われた投薬にのみ認められる。
●**保険適用前の承認医療機器・体外診断用医薬品の使用**：特別の料金の徴収は，保険適用希望書受理日から240日以内において認められる。
●**保険適用前の承認再生医療等製品の使用**
【保険適用の医薬品・医療機器等の適応外使用】
●**医薬品の適応外使用**：特別の料金の徴収は，医薬品医療機器等法で承認を受けた日から90日以内に行われた投薬にのみ認められる。
●**医療機器の適応外使用**：特別の料金の徴収は，医療機器又は体外診断用医薬品の保険適用希望書受理日から240日以内において認められる。
●**再生医療等製品の適応外使用**

◆患者申出療養

C　患者からの申請によるもの

未承認薬の使用など，患者からの申出に基づき，個別に認可される保険外療養。

◆選定療養

D　快適性・利便性に係るもの

●**特別の療養環境の提供**
【入院医療】：全病床数に占める差額病床の割合は以下のとおりである。
　＊一般保険医療機関：全病床数の5割以下
　＊厚労大臣が承認する保険医療機関：5割超も可　＊特定機能病院以外の地方公共団体が開設する保険医療機関：3割以下　＊特定機能病院以外の国が開設する保険医療機関：2割以下
【外来医療】：診察室の使用時間が概ね1時間を超える，完全な個室である――など一定の要件を満たす診察室等について，妥当な範囲の費用徴収を認める。
●**予約診察**：診察が保険医療機関において対面で行われるものでなければ認められない。

●**時間外診察**：徴収額は，診療報酬点数表の時間外加算の点数相当額を標準とする。

E　医療機関の選択に係るもの

●**200床以上病院の非紹介患者の初診**：同時に2以上の傷病について初診を行った場合でも1回しか徴収できない。
●**特定機能病院，一般病床数200床以上の地域医療支援病院・紹介受診重点医療機関の初診**：他の保険医療機関等からの紹介なしに受診した患者については，7,000円以上の支払を受ける（その場合，初診料から200点を控除する）。
●**200床以上病院の再診**：200床以上の病院で，患者に他院へ紹介する旨を申し出たにもかかわらず，引き続き当院での治療を希望する場合，外来診療料とは別に特別の料金を徴収できる。
●**特定機能病院，一般病床数200床以上の地域医療支援病院・紹介受診重点医療機関の再診**：他の保険医療機関へ紹介を行う旨を申し出たにもかかわらず受診した患者については，3,000円以上の支払を受ける（その場合，再診料から50点を控除する）。

F　医療行為等の選択に係るもの

●**制限回数を超える医療行為**：診療報酬上で回数制限がある診療行為のうち以下の項目について，医療上の必要性がほとんどないことを前提に，患者の要望と自由な選択で，制限階数を超えて行う場合に認められる。
対象項目：腫瘍マーカー（AFP, CEA, PSA, CA19-9），心大血管疾患・脳血管疾患等・廃用症候群・運動器・呼吸器リハビリテーション科，精神科ショート・ケア，精神科デイ・ケア，精神科ナイト・ケア，精神科デイ・ナイト・ケア
●**180日超入院**：一般病棟入院基本料，特定機能病院入院基本料，専門病院入院基本料を算定する保険医療機関への入院期間が180日を超える患者について，入院基本料の基本点数の15%が保険給付外となり，その相当額の差額徴収が認められる。
　保険医療機関を退院後，同一傷病により当該医療機関または他の保険医療機関に入院した場合（治癒または治癒に近い状態になったあとの入院を除く）は，入院期間を延長する。
●**白内障に対する多焦点眼内レンズ**
●**長期収載品（後発医薬品のある先発医薬品）の処方・調剤**：患者の希望により処方する場合，価格の低い後発医薬品との差額の一部を選定療養として患者負担とする（2024年10月～）。
●**主として患者が操作等を行うプログラム医療機器の保険適用期間終了後の使用**
●**間歇スキャン式持続血糖測定器の使用**
●**医療上必要があると認められない，患者の都合による精子の凍結又は融解**

実費徴収可能な費用一覧

(平 17 保医発 0901002, 最終改定：令 6 保医発 0321・5「療養の給付と直接関係のないサービス等の取扱いについて」)

療養とは直接関係のない医療サービスは，患者から料金を徴収することが認められている。

≪費用徴収する際の条件≫
①医療機関内の見やすい場所に，費用徴収するサービスの内容・料金を掲示する。
②費用徴収する際は，内容や料金について明確かつ懇切丁寧に説明し，同意を確認（署名必要）する。
③徴収する費用は，社会的に適切なものとする。
④他の費用と区別した内容のわかる領収書を発行する。
⑤「お世話料」「雑費」等のあいまいな名目での費用徴収は認められない。

A　実費徴収可のもの（療養の給付と直接関係のないサービス等）

(1)日常生活上のサービスに係る費用
ア　おむつ代，尿とりパット代，腹帯代，T 字帯代
イ　病衣貸与代（手術，検査等を行う場合の病衣貸与を除く）
ウ　テレビ代
エ　理髪代
オ　クリーニング代
カ　ゲーム機，パソコン（インターネットの利用等）の貸出し
キ　MD，CD，DVD 各プレイヤー等の貸出し及びそのソフトの貸出し
ク　患者図書館の利用料　等

(2)公的保険給付とは関係のない文書の発行に係る費用
ア　証明書代

（例）産業医が主治医に依頼する職場復帰等に関する意見書，生命保険等に必要な診断書等の作成

イ　診療録の開示手数料（閲覧，写しの交付等に係る手数料）
ウ　外国人患者が自国の保険請求等に必要な診断書等の翻訳料　等

(3)診療報酬点数表上実費徴収が可能なものとして明記されている費用
ア　在宅医療に係る交通費
イ　薬剤の容器代（ただし，原則として保険医療機関等から患者へ貸与するものとする）　等

(4)医療行為ではあるが治療中の疾病または負傷に対するものではないものに係る費用
ア　インフルエンザ等の予防接種，感染症の予防に適応を持つ医薬品の投与
イ　美容形成（しみとり等）
ウ　禁煙補助剤の処方〔ニコチン依存症管理料の算定対象となるニコチン依存症（以下「ニコチン依存症」という）以外の疾病について保険診療により治療中の患者に対し，スクリーニングテストを実施し，ニコチン依存症と診断されなかった場合であって，禁煙補助剤を処方する場合に限る〕
エ　治療中の疾病又は負傷に対する医療行為とは別に実施する検診（治療の実施上必要と判断し検査等を行う場合を除く）　等

(5)　その他
ア　保険薬局における患家等への薬剤の持参料及び郵送代
イ　保険医療機関における患家等への処方箋及び薬剤の郵送代
ウ　日本語を理解できない患者に対する通訳料
エ　他院より借りたフィルムの返却時の郵送代
オ　院内併設プールで行うマタニティースイミング

に係る費用
カ　患者都合による検査のキャンセルに伴い使用することのできなくなった当該検査に使用する薬剤等の費用（現に生じた物品等に係る損害の範囲内に限る。なお，検査の予約等に当たり，患者都合によるキャンセルの場合には費用徴収がある旨を事前に説明し，同意を得ること）
キ　院内託児所・託児サービス等の利用料
ク　手術後のがん患者等に対する美容・整容の実施・講習等
ケ　有床義歯等の名入れ（刻印・プレートの挿入等）　等
コ　画像・動画情報の提供に係る費用〔B010 診療情報提供料（II）を算定するべき場合を除く〕
サ　公的な手続き等の代行に係る費用　等

B　実費徴収不可のもの（療養の給付と直接関係するもの）

(1)手技料等に包括されている材料やサービスに係る費用
ア　入院環境等に係るもの

（例）シーツ代，冷暖房代，電気代（ヘッドホンステレオを使用した際の充電に係るもの），清拭用タオル代，おむつの処理費用，電気アンカ・電気毛布使用料，在宅療養者の電話診療，医療相談，血液検査など検査結果の印刷費用代　等

イ　材料に係るもの

（例）衛生材料代（ガーゼ代，絆創膏代等），おむつ交換や吸引などの処置時に使用する手袋代，手術に通常使用する材料代（縫合糸代等），ウロバッグ代，皮膚過敏症に対するカブレ防止テープの提供，骨折や捻挫などの際に使用するサポーターや三角巾，医療機関が提供する在宅医療で使用する衛生材料等，医師の指示によるスポイト代，散剤のカプセル充填のカプセル代，一包化した場合の分包紙代およびユニパック代　等

ウ　サービスに係るもの

（例）手術前の剃毛代，医療法等において設置が義務付けられている相談窓口での相談，車椅子用座布団等の消毒洗浄費用，インターネット等より取得した診療情報の提供，食事時のとろみ剤やフレーバーの費用　等

(2)診療報酬の算定上，回数制限のある検査等を規定回数以上に行った場合の費用（費用を徴収できるものとして，別に厚生労働大臣の定めるもの除く）

(3)新薬，新医療機器，先進医療等に係る費用
ア　医薬品医療機器等法上の承認前の医薬品・医療機器（治験に係るものを除く）
イ　適応外使用の医薬品（評価療養を除く）
ウ　保険適用となっていない治療方法（先進医療を除く）　等

オンライン資格確認

■オンライン資格確認とは

　オンライン資格確認とは，受診時に保険証と一体化したマイナンバーカード（マイナ保険証）や健康保険証により，オンラインで患者の被保険者資格を確認するシステムです。

　政府は従来の保険証を2024年12月に廃止する方針を示しており，2023年4月からは保険医療機関にオンライン資格確認システムの導入が原則として義務付けられています。

オンライン資格確認の仕組み

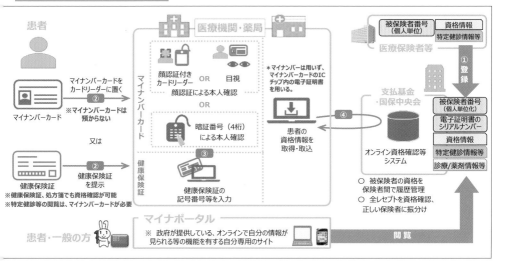

オンライン資格確認システムで利用できる情報

情報の種類		患者が同意した場合に閲覧可能な項目
特定健診情報	特定健診の結果の情報（75歳以上は後期高齢者健診情報）	受診者情報，特定健診結果情報※1，質問票情報※1，メタボリックシンドローム基準の該当判定※1，特定保健指導の対象基準の該当判定※1
薬剤情報	レセプト（電子レセプト）から抽出した薬剤の情報	受診者情報，薬剤情報※2
診療情報	レセプト（電子レセプト）から抽出した過去診療の情報	受診者情報，患者における過去の受診歴情報（医療機関名，受診歴），診療実績情報※3

※1　5年間分の情報が閲覧可能。　　※2　レセプトから抽出した3年間分の情報が閲覧可能。
※3　放射線治療，画像診断，病理診断，医学管理等，在宅医療のうち在宅療養指導管理料，処置のうち人工腎臓，持続緩徐式血液濾過，腹膜灌流を対象。

オンライン資格確認導入により考えられるメリット

・資格過誤によるレセプト返戻の作業削減

　患者の保険資格がその場で確認できるようになるため，**資格過誤によるレセプト返戻が減り，窓口業務が削減**されます。

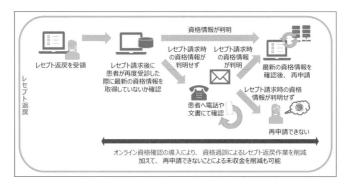

・保険証の入力の手間削減

　健康保険証での入力の場合，受付で保険証を受け取り，保険証記号番号，氏名，生年月日，住所等を医療機関システムに入力する必要がありました。

　オンライン資格確認を導入すれば，マイナンバーカードでは**最新の保険資格を自動的に医療機関システムで取り込むことができ**，窓口の入力の手間が減ります。保険証でも，最小限の入力は必要ですが，有効であれば同様に資格情報を取り込むことができます。

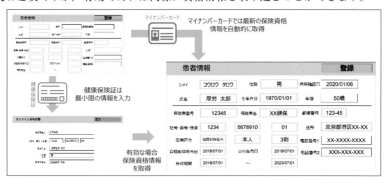

・来院・来局前に事前確認できる一括照会

　予約患者等の保険資格が有効か，保険情報が変わっていないかを事前に一括で確認することができます。なお，確認した保険資格が資格喪失等により無効である場合，受付時に資格確認を行う必要があります。

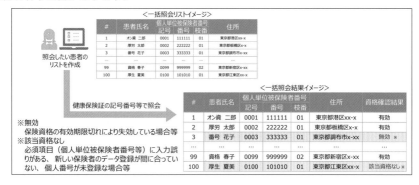

・限度額適用認定証等の連携

　限度額適用認定証等は，原則，加入者（患者）が保険者へ申請を行わなければ，発行されませんが，オンライン資格確認ではその**申請がなくても，患者本人から情報閲覧の同意を得た場合に限度額情報を取得できます**。そのため，患者は限度額以上の自己負担分を窓口で支払う必要がなくなります。

≪医療機関・薬局で閲覧可能な項目≫

証の種類	概要	表示内容
限度額適用認定証	高額療養費制度の適用区分を表す証	適用区分
限度額適用・標準負担額減額認定証	高額療養費制度の適用区分及び入院時の食費等の減額の対象者であることを表す証	適用区分（長期入院該当年月日）
特定疾病療養受療証	特定疾病の認定を受けたことを表す証	認定疾病名（自己負担限度額）

適用区分：自己負担限度額を算出する際に適用する区分。
認定疾病：①人工透析治療を必要とする慢性腎不全，②血漿分画製剤を投与している先天性血液凝固第Ⅷ因子障害または先天性血液凝固第Ⅸ因子障害（いわゆる血友病），③抗ウイルス剤を投与している後天性免疫不全症候群（HIV 感染を含み，厚生労働大臣が認める者に係るものに限る）
※　特定疾病療養受療証はマイナンバーカードによるオンライン資格確認の時のみ，本人が同意した場合に医療機関・薬局で閲覧可能とする。

・被災者の資格情報の確認

　オンライン資格確認等システムの「**災害時医療情報閲覧機能**」（災害時モード）により，患者が被災しマイナンバーカードを持参していない場合でも，氏名，生年月日，性別，住所等で，薬剤情報・診療情報・特定健診情報の閲覧ができます。また，患者の資格情報の一部（保険者番号，記号・番号や枝番）を確認することもできます。

マイナ保険証への利用登録

　手持ちのマイナンバーカードを健康保険証として利用できるようにする場合には，初回登録が必要になります。

　初回登録は，スマートフォンやパソコンでマイナポータルなどから行うことができます。また，**顔認証付きカードリーダーを設置している医療機関においても，マイナンバーカードを持参すれば初回登録が可能**です。カードリーダーにマイナンバーカードを読み込ませ，顔認証または暗証番号を入力すると，保険証利用登録の案内画面が表示されるため，指示に沿って操作していくと登録が完了となります。

〈マイナ保険証への完全移行〉
　政府は，現行の健康保険証について 2024 年 12 月 2 日から新規発行を停止し，「マイナ保険証」に一本化することを閣議決定しました。発行済みの保険証については 1 年間の経過措置が設けられます。
　また，健康保険証廃止以降の当分の間は，マイナ保険証を保有していない方すべてに資格確認書（有効期間 5 年）が保険者から交付されます。資格確認書には，氏名，生年月日，被保険者等記号番号，保険者情報などが記載され，保険証の代わりとなります。

オンライン資格確認システム Q&A（抜粋）

Q　医療機関・薬局では患者のマイナンバー（12 桁の番号）を取り扱うのですか？

A　医療機関・薬局において患者のマイナンバー（12 桁の番号）を取り扱うことはありません。オンライン資格確認では，マイナンバーではなく，マイナンバーカードの IC チップ内の利用者証明用電子証明書を利用します。

Q　患者はマイナンバーカードを持っていればすぐに健康保険証として利用できるのでしょうか？

A　マイナンバーカードを健康保険証として利用するためには，あらかじめ患者がマイナポータルで保険証利用の申込をする必要があります。保険証利用の申込をしていない患者が受診した場合には，医療機関・薬局の窓口において，顔認証付きカードリーダーで保険証の利用登録ができます。

Q　マイナンバーカードの取扱いで気をつけるべきことはありますか？

A　医療機関・薬局の窓口ではマイナンバーカードは預かりません。患者においては，顔認証付きカードリーダーの場合はカードリーダーに置いていただく，汎用カードリーダーの場合はカードリーダーにかざすとともに受付職員に見せていただきます。

Q　「窓口でマイナンバーカードは預からない」とのことですが，障害のある方などへの介助をする際にも認められないのでしょうか？

A　患者の方のご希望により，ご本人の前で支援を行うことを妨げるものではありません。

Q　患者がマイナンバーカードを忘れたらどのようにしたらよいですか？

A　現行の健康保険証を忘れた場合の取り扱いと同様になります。もし，患者が健康保険証を持参していれば，健康保険証によるオンライン資格確認を実施してください。

Q　医療機関・薬局内で患者のマイナンバーカードを拾得した場合はどうすればいいですか。保管義務はかかるのでしょうか？

A　医療機関内で拾得したマイナンバーカードについては，施設内における拾得物（財布や免許証等を落とした場合）と同様の対応となります。拾得したマイナンバーカードを警察に届け出る，あるいは本人に連絡をして返却するまでの間，一時的に預かることは特定個人情報の収集・保管制限に違反しません。

オンライン資格確認の流れ

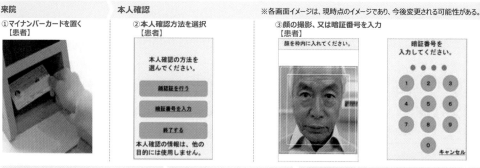

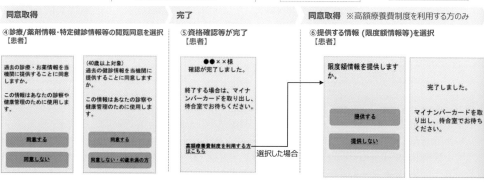

参考文献

『公費負担医療の実際知識　2024 年版』（医学通信社）
『最新　医療関連法の完全知識　2024 年版』（医学通信社）
『最新・医療用語 4200』（医学通信社）
『月刊／保険診療　2019 年 3 月号』（医学通信社）
『月刊／保険診療　2019 年 4 月号』（医学通信社）
『公費負担医療の手引』（東京都医師会）
『共済のしおり』（厚生労働省第二共済組合）
『中国残留邦人等の方々への支援給付のしおり』（厚生労働省　社会・援護局）

参考 Web サイト情報

厚生労働省　https://www.mhlw.go.jp/
文部科学省共済組合　http://www.monkakyosai.or.jp/
国土交通省共済組合　http://kokkoukyosai.or.jp/
東京都福祉保健局　http://www.fukushihoken.metro.tokyo.jp/smph/
山梨県後期高齢者医療広域連合　http://www.yamanashi-iryoukouiki.jp/
国立感染症研究所　https://www.niid.go.jp/niid/ja/
小児慢性特定疾病情報センター　https://www.shouman.jp/
東京都医師会　https://www.tokyo.med.or.jp/
広島県医師会　http://www.hiroshima.med.or.jp/
独立行政法人環境再生保全機構　https://www.erca.go.jp/
社会保険診療報酬支払基金　https://www.ssk.or.jp/
国家公務員共済組合連合会　https://www.kkr.or.jp/
地方職員共済組合　https://www.chikyosai.or.jp/
地方公務員共済組合連合会　http://www.chikyoren.or.jp/
公立学校共済組合　https://www.kouritu.or.jp/index.html
けんぽれん　https://www.kenporen.com/
神奈川県　http://www.pref.kanagawa.jp/
埼玉県　https://www.pref.saitama.lg.jp/
長野県　https://www.pref.nagano.lg.jp/
奈良県　http://www.pref.nara.jp/
兵庫県　https://web.pref.hyogo.lg.jp/
広島県　https://www.pref.hiroshima.lg.jp/
大阪府大阪市　https://www.city.osaka.lg.jp/
東京都港区　https://www.city.minato.tokyo.jp/
埼玉県久喜市　https://www.city.kuki.lg.jp/

病院&クリニック
窓口事務【必携】ハンドブック 2024年版 ＊定価は裏表紙に
表示してあります

2019 年 10 月 30 日　　第 1 版第 1 刷発行
2024 年 　5 月 22 日　　第 6 版第 1 刷発行

発行者　　小　野　　　章
発行所　　￼ 医 学 通 信 社

〒 101-0051 東京都千代田区神田神保町 2-6 十歩ビル
TEL　 03-3512-0251（代表）
FAX　 03-3512-0250（注文）
03-3512-0254（書籍の記述についてのお問い合わせ）

https://www.igakutushin.co.jp
※　弊社発行書籍の内容に関する追加
　　情報・訂正等を掲載しています。

装丁デザイン／荒井美樹
印刷／製本：教文堂

落丁，乱丁本はお取り替えいたします。
2024. Printed in Japan.
ISBN 978-4-87058-948-3

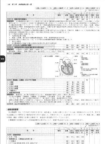
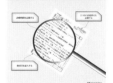

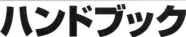

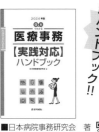 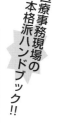
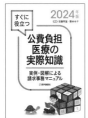
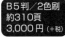

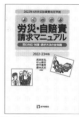

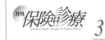

101-8795

718

（受取人）
東京都千代田区神田神保町2-6
（十歩ビル）

医 学 通 信 社　行

TEL.03-3512-0251　FAX.03-3512-0250

||||·|·||·|||||·|||·|||·|·|·|·|·|·|·|·|·|·|·|·|·|||·||||

【ご注文方法】
①裏面に注文冊数，氏名等をご記入の上，弊社宛にFAXして下さい。
　このハガキをそのまま投函もできます。
②電話（03-3512-0251），HPでのご注文も承っております。
→振込用紙同封で書籍をお送りします。（書籍代と，別途送料がかかります。）
③または全国の書店にて，ご注文下さい。

（今後お知らせいただいたご住所宛に，弊社書籍の新刊・改訂のご案内をお送りい
たします。）

※今後，発行してほしい書籍・CD-ROMのご要望，あるいは既存書籍へのご意見
　がありましたら，ご自由にお書きください。

お客様コード							(わかる場合のみで結構です)

ご住所 〔ご自宅又は医療機関・会社等の住所〕		電話 番号	
お名前 〔ご本人又は医療機関等の名称・部署名〕	（フリガナ）	ご担当者	（法人・団体でご注文の場合）

〔送料〕1〜9冊：100円×冊数，10冊以上何冊でも1,000円(消費税別)

書籍	ご注文部数		ご注文部数
診療点数早見表 2024年度版 〔2024年5月刊〕		医療事務【BASIC】問題集 2024 〔2024年5月刊〕	
DPC点数早見表 2024年度版 〔2024年5月刊〕		医療事務100問100答 2024年版 〔2024年4月刊〕	
薬価・効能早見表 2024年4月版 〔2024年4月刊〕		入門・診療報酬の請求 2024-25年版 〔2024年7月刊予定〕	
診療報酬BASIC点数表 2024 〔2024年3月刊〕		レセプト請求の全技術 2024-25年版 〔2024年6月刊予定〕	
受験対策と予想問題集 2024年版 〔2024年7月刊予定〕		"保険診療＆請求"ガイドライン 2024-25年版 〔2024年7月刊予定〕	
診療報酬・完全攻略マニュアル 2024-25年版 〔2024年6月刊予定〕		介護報酬早見表 2024-26年版 〔2024年6月刊予定〕	
医療事務【実践対応】ハンドブック 2024年版 〔2024年5月刊〕		介護報酬パーフェクトガイド 2024-26年版 〔2024年6月刊予定〕	
窓口事務【必携】ハンドブック 2024年版 〔2024年5月刊〕		介護報酬サービスコード表 2024-26年版 〔2024年5月刊〕	
最新・医療事務入門 2024年版 〔2024年4月刊〕		特定保険医療材料ガイドブック 2024年度版 〔2024年7月刊予定〕	
公費負担医療の実際知識 2024年版 〔2024年4月刊〕		標準・傷病名事典 Ver.4.0 〔2024年2月刊〕	
医療関連法の完全知識 2024年版 〔2024年6月刊予定〕		外保連試案 2024 〔2023年12月刊〕	
最新 検査・画像診断事典 2024-25年版 〔2024年5月刊〕		診察情報管理パーフェクトガイド 2023年改定新版 〔2023年9月刊〕	
手術術式の完全解説 2024-25年版 〔2024年6月刊予定〕		診療報酬Q&A 2023年版 〔2022年12月刊〕	
臨床手技の完全解説 2024-25年版 〔2024年6月刊予定〕		【電子カルテ版】診療記録監査の手引き 〔2020年10月刊〕	
医学管理の完全解説 2024-25年版 〔2024年6月刊予定〕		"リアル"なクリニック経営―300の鉄則 〔2020年1月刊〕	
在宅医療の完全解説 2024-25年版 〔2024年7月刊予定〕		医業経営を"最適化"させる38メソッド 2021年新版 〔2021年4月刊〕	
レセプト総点検マニュアル 2024年版 〔2024年6月刊予定〕		リーダー心得＆チームマネジメント術 〔2021年9月刊〕	
診療報酬・完全マスタードリル 2024-25年版 〔2024年5月刊〕		デジタル"医業"プロフェッショナル 〔2023年8月刊〕	
		（その他ご注文書籍）	

電子辞書BOX『GiGi-Brain』申込み   ※折返し，契約・ダウンロードのご案内をお送りいたします

□ 『GiGi-Brain』を申し込む   （□欄に∨を入れてください）

メールアドレス（必須）

『月刊／保険診療』申込み (番号・文字を○で囲んで下さい)   ※割引特典は支払い手続き時に選択できます

① 定期購読を申し込む〔　　　　　〕年〔　　　　　〕月号から〔 1年 or 半年 〕

② 単品注文する（　　年　　月号　　冊）   ③ 『月刊／保険診療』見本誌を希望する（無料）